陕西省高职高专技能型人才培养创新实训教材

病理学实验与学习指导（第2版）

主　编　郭晓华　祁晓民
副主编　庞　乐　童小华
编　者　（按姓氏笔画排序）
刘志宏（汉中职业技术学院）
祁晓民（渭南职业技术学院）
杨青青（汉中职业技术学院）
吴肖晓（汉中职业技术学院）
庞　乐（汉中职业技术学院）
郭晓华（汉中职业技术学院）
童小华（商洛职业技术学院）
魏晶晶（汉中职业技术学院）

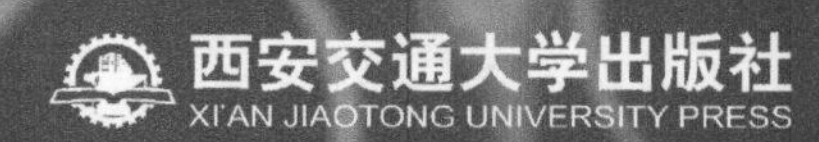

图书在版编目（CIP）数据

病理学实验与学习指导 / 郭晓华，祁晓民主编 . — 2 版 . — 西安 ：西安交通大学出版社，2021. 1（2022. 1 重印）
陕西省高职高专技能型人才培养创新实训教材
ISBN 978-7-5693-1888-3

Ⅰ. ①病… Ⅱ. ①郭… ②祁… Ⅲ. ①病理学-实验-高等职业教育-教学参考资料 Ⅳ. ①R36-33

中国版本图书馆 CIP 数据核字（2020）第 238817 号

书　　名 病理学实验与学习指导（第 2 版）
主　　编 郭晓华　祁晓民
责任编辑 张永利
责任校对 王银存

出版发行 西安交通大学出版社
（西安市兴庆南路 1 号　邮政编码 710048）
网　　址 http：//www. xjtupress. com
电　　话 （029）82668357　82667874（发行中心）
（029）82668315（总编办）
传　　真 （029）82668280
印　　刷 西安日报社印务中心

开　　本 787 mm×1092 mm　1/16　**印张**　7. 75　彩页 12　**字数**　176 千字
版次印次 2021 年 1 月第 2 版　　2022 年 1 月第 2 次印刷
书　　号 ISBN 978 - 7 - 5693 - 1888 - 3
定　　价 30. 00 元

如发现印装质量问题，请与本社发行中心联系、调换。
订购热线：（029）82665248　（029）82665249
投稿热线：（029）82668803
读者信箱：med_xjup@ 163. com

再版说明

为更好地服务于陕西省内高等医药院校高职及专科层次医学相关专业人才培养，推动高职及专科实训教学改革并提高学生实践技能操作水平，提升院校实训教学质量，西安交通大学出版社于2017年邀请了陕西省内5所高职院校，共同编写出版了第一版“陕西省高职高专技能型人才培养创新实训教材”。该套教材具有较强的实用性和针对性，出版3年来，一直得到陕西省内各院校的支持和使用，并获得了良好的评价。

为了使本套实训教材能够与时俱进，并适应医学实训课程内容的不断更新和陕西省内各院校实训教学的实际需要，经过充分调研及规划，我社于2020年启动了本套实训教材的再版工作，以便打造更符合现代职业教育的新型活页式及“理实一体化”模式教材。

本轮教材采用分批再版的方式，首批再版《生理学实验与学习指导》《病理学实验与学习指导》《药理学实验与学习指导》《病原生物与免疫学实验与学习指导》4种教材。编写人员仍以第一版教材作者为主，同时吸收了部分优秀的一线教师参与编写，计划于2020年年底前完成再版工作。

本次教材的再版以培养技能型、应用型专业技术人才为目标，体现可操作性，部分实训内容采用新型活页的形式进行编写；对第一版的部分实训内容根据课程实际需要进行了取舍，学习指导内容也力求与该学科期末考试、职业资格考试有效对接，使教材更符合教学实际，充分体现了新时期职业教育改革的特色。

陕西省高职高专技能型人才培养创新实训教材建设与编审委员会

前　言

实验课是病理学教学过程中的重要环节，是培养医学生临床思维的有效途径。学生通过观察标本切片的形态结构、动物实验以及病案讨论等多方面的操作，可促进对病理学理论的理解和记忆，并能有效地建立病理与临床、理论与实践的联系，提高学习兴趣和积极性，从而更好地贯彻高职医学“加强技能训练，培养专业能力”的教育理念。因此，编写一本能够贴近高职学生实际情况、实用有效的病理学实验与学习指导就显得尤为重要。

本教材是在第一版基础上修订而成的。教材着力满足三年制医学类高职高专教学需要，突出应用性和实际岗位需求；与助理医师资格考试大纲相衔接；注重与临床相衔接，培养学生临床诊疗思维能力，培养高职高专学生的职业胜任力；坚持掌握基础理论、基本知识、基本技能原则，培养能够运用医学基本理论指导医疗卫生实践的基层卫生人才。

本教材内容分为上、下两篇。上篇为实验指导，包括病理解剖学实验和病理生理学实验两部分。病理解剖学部分内容包括组织损伤与修复、局部血液循环障碍、炎症、肿瘤等常见病理过程的基本病理变化及各系统常见病的典型病变；每个实验包括实验前准备、大体标本观察、镜下标本观察、作业等内容；在每个实验后附有病案分析及思考题，可有效地指导病理学实验课教学；通过对病变器官、组织及细胞形态学观察，联系所学的理论知识，学生能更透彻地理解患病器官的形态、功能与代谢的变化，做到实验联系理论，理论联系临床，进一步理解疾病发生、发展和转归规律。病理生理学部分内容包括缺氧、空气栓塞等常见病理过程，通过动物实验，培养学生综合观察、比较和分析客观事物的能力和解决问题的能力，锻炼学生临床诊疗的思维能力。

下篇为习题，按照国家医学相关考试的题型要求，选编了大量的练习题，并配有参考答案，可指导学生进行复习和参加国家医学类各专业执业资格考试。

各参编单位根据考试大纲及各学校的教学实际，认真讨论，确定了编写内容。教材内容深入浅出，将病理学实验课按照教学规律分解成若干教学单元，选编病例分析资料及思考题，帮助学生理论联系实际，有利于教师进行启发式教学和开展以问题为中心的教学方法；淡化对病理标本的纯理论描述，突出病变特点和临床病理联系；增加病例讨论，着重培养学生的观察能力和思考能力；大量实验图片形象生动，课后实验报告要求学生用描图的方式完成，易于学生理解，提高了病理学实验课的学习效率。考虑到学校之间的差异性,各院校可根据本校实验室具体情况选择实验内容。

参与教材编写的人员均来自高职高专院校的一线教师,每位编委都认真负责,团队团结合作,力图做到精益求精;同时,编者所在院校各级领导给予了大力支持和帮助,保证了教材的顺利完成。但由于时间及各位编者水平所限,书中难免存在不足之处,恳请使用和关心本书的师生多提宝贵意见和建议,我们将不胜感激。

郭晓华

2020 年 11 月

目　录

上篇　实验指导

下篇　习　题

上　篇

实验指导

第一部分　病理解剖学实验

实验一　组织的损伤与修复

一、实验目的

1. 掌握变性、坏死、适应的概念。

2. 学会观察常见变性的形态特点，知道其好发部位，能够识别坏死组织并进行分类。

3. 学会观察肉芽组织的形态特点及掌握其功能。

4. 学会分析上述病变的临床病理联系。

二、实验内容

（一）实验前准备

对本章理论知识进行复习，对未能充分掌握的内容进行归纳总结，在实验课前对本章涉及的病变标本切片有粗略的认识，能够正确认识正常组织、器官形态。

（二）大体标本观察

1. 脑萎缩：脑体积缩小，重量减轻，脑回变窄，脑沟变深且宽（图 1－1，见彩图页）。

2. 心肌萎缩：心脏体积缩小，重量减轻，室壁变薄，颜色呈浅褐色，表面冠状动脉因心脏萎缩而呈迂曲状（图 1－2，见彩图页）。

3. 心脏肥大：心脏体积明显增大（图 1－3，见彩图页），重量增加，心室壁增厚，乳头肌肉柱增粗，但心腔无明显扩张。

4. 肾压迫性萎缩：肾体积较正常大，切面见肾盂、肾盏明显扩张，肾实质因受压而萎缩变薄，皮质与髓质分界不清，皮质变薄（图 1－4，见彩图页），有的标本可见肾盂出口处有结石。

5. 肝脂肪变性：肝脏体积增大，包膜紧张，肝边缘变钝，颜色呈淡黄色，切面有不同程度隆起，有油腻感，质地较软（图 1－5，见彩图页）。

6. 脑液化性坏死：脑组织坏死后液化形成脓腔（图 1－6，见彩图页）。

7. 足干性坏疽：坏死区干燥皱缩，呈黑褐色，无光泽，与周围健康组织有明显界限（图 1－7，见彩图页）。

（三）病理切片观察

1. 肾浊肿（细胞水肿）（图1－8，见彩图页）。

（1）低倍镜观察：肾小管上皮细胞肿胀，管壁增厚，管腔变狭小，染色变淡。

（2）高倍镜观察：肾近曲小管上皮细胞胞质内充满大量细小、均匀红染的颗粒，部分管腔内可见红染蛋白样物质。

2. 肝脂肪变性（图1－9，见彩图页）。

（1）低倍镜观察：部分肝细胞胞质内有大小不一的圆形空泡，空泡较大时将肝细胞核挤向一边。脂肪变性严重者，肝细胞内脂滴肿胀，肝血窦明显受压变窄。

（2）苏丹Ⅲ染色：冰冻切片，经苏丹Ⅲ染色，镜下可见胞质内橘红色圆形小滴。

3. 脾小动脉玻璃样变性：脾组织内白髓之中央动脉管壁增厚，正常结构不清，呈均匀、致密红染的无结构物质，造成管腔狭窄或完全闭塞（图1－10，见彩图页）。

4. 肉芽组织（图1－11，见彩图页）。

（1）低倍镜观察：有大量新生毛细血管和成纤维细胞，毛细血管排列方向与表面垂直，其深层为致密纤维结缔组织，与表面平行，系瘢痕组织。

（2）高倍镜观察：新生毛细血管的管壁由单层内皮细胞构成，细胞肥大，有的尚未形成管腔。成纤维细胞位于毛细血管之间，细胞较大，细胞质丰富，呈椭圆形、菱形或星芒状，细胞界限不清楚，细胞核呈椭圆形或梭形。上述两种成分之间有中性粒细胞、淋巴细胞和浆细胞等浸润。

（四）思考题

1. 试结合标本分析各种病变可能造成的后果。

2. 图1－4中，肾压迫性萎缩为何发生病变的肾脏的体积较正常肾脏大？此与萎缩的概念是否矛盾？为什么？

3. 除肝脏外，还有哪些脏器好发脂肪变性？脂肪变性的主要发生机制有哪些？

4. 为什么脑组织坏死通常为液化性坏死？

5. 脑萎缩的主要临床表现有哪些？

6. 心肌萎缩的后果是什么？

7. 引起心脏肥大的主要病因有哪些？

8. 干性坏疽和湿性坏疽的区别有哪些？

（五）作业

下图为某一病变的镜下轮廓，试写出其病理诊断；用红蓝铅笔完成该病变的绘制，并对主要病变进行描述。

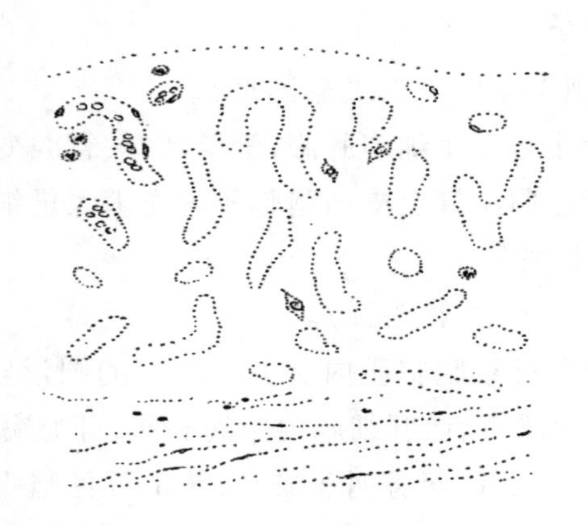

病理诊断：
染色方法：
放大倍数：
主要病变描述：

（郭晓华　杨青青）

实验二　局部血液循环障碍

一、实验目的

1. 掌握淤血、血栓、血栓形成、梗死的概念。

2. 学会观察常见血栓的形态特点，知道常见血栓的好发部位，能够识别血栓并进行分类。

3. 学会观察梗死的形态特点，知道梗死的类型。

4. 学会分析上述病变的发生机制及临床病理联系。

二、实验内容

（一）实验前准备

学生对淤血、血栓形成、栓塞、梗死的有关内容进行全面复习，重点复习慢性肝淤血、慢性肺淤血、混合血栓、常见梗死的形态特点及镜下所见，归纳总结淤血、血栓形成、血栓、栓塞及梗死的区别及相互关系。

（二）大体标本观察

1. 慢性肝淤血：肝表面光滑，被膜紧张，体积稍大。肝表面及切面可见弥漫分布的棕褐色（原为红色，经福尔马林固定后呈棕褐色）与黄色相间的斑纹，在肝的切面上构成网络的图纹，形似槟榔，故又称“槟榔肝”（图 2－1，见彩图页）。

2. 肺淤血：肺体积较正常大，重量增加，边缘钝圆，颜色暗红，质地较实，切面有暗红色血性（淡红色泡沫状）液体流出，固定后的标本呈暗褐色。慢性肺淤血的肺重量增加，被膜增厚、紧张，切面部分实变，可见散在棕褐色小斑点，肺间质内可见灰白色纤维条索，肺质地变硬，故称肺褐色硬化（图 2－2，见彩图页）。

3. 急性阑尾炎：阑尾肿胀，表面（浆膜面）血管扩张充血（图 2－3，见彩图页）。

4. 脑出血：一侧大脑半球内囊附近有较大出血（固定后呈灰黑色），血液可凝固成凝血块。由于受压，中线向对侧移位，侧脑室变形（图 2－4，见彩图页）。

5. 脾贫血性梗死：脾脏局部呈苍白色，接近锥体形（楔形），尖端朝向脾门，底部达脾脏表面，周围界限清楚，呈暗红色带状（充血出血带），将出血灶与正常组织分开（图 2－5，见彩图页）。

6. 肾贫血性梗死：病变呈灰白色、锥体形（楔形），尖端朝向肾门，底部达肾脏表面，梗死区边缘有充血出血带（图 2－6，见彩图页）。

7. 心肌梗死：此标本为心脏的横切面，左心室在左边。从前部直到隔膜的是一大片新近的心肌梗死区，围绕中部的充血区呈棕褐色。梗死横贯心室壁，即它的长度达到了整个心室壁厚度(图 2 – 7,见彩图页)。

8. 肺出血性梗死:病灶呈锥形(楔形),暗红色,质地较实,尖端朝向肺门,底部紧靠肺膜(图 2 – 8,见彩图页)。

9. 肠出血性梗死:肠壁组织呈暗红色者为梗死区,淤血、水肿明显,为节段性,其他区域肠壁正常(图 2 – 9,见彩图页)。

(三)病理切片观察

1. 肺淤血:先通过幻灯片或多媒体观察正常肺组织切片,辨认正常肺的组织结构,认出肺泡壁、肺泡腔,再观察淤血部位。

(1)低倍镜观察:肺泡壁厚度增加,肺泡腔内可见水肿液,肺泡壁和肺泡腔内可见较多深褐色颗粒(图 2 – 10,见彩图页)。

(2)高倍镜观察:肺泡壁小静脉和毛细血管扩张,间质纤维组织增生,管腔内红细胞数量增多,肺泡腔内可见水肿液、红细胞、心力衰竭细胞(吞噬含铁血黄素的巨噬细胞)(图 2 – 10,见彩图页)。

2. 肝淤血:先示教正常肝组织切片,辨认正常肝小叶的组织结构,再观察病变切片。

先低倍镜,后高倍镜仔细观察:肝小叶中央静脉及其附近的肝血窦明显扩张充血,小叶中央带的肝细胞萎缩甚至消失,小叶周边带的肝细胞可见脂肪变性(大小不等的空泡)(图 2 – 11,见彩图页)。

3. 混合血栓:该切片为一血管横切面,血管腔被一混合血栓阻塞,先进行示教,然后指导学生观察切片。

(1)低倍镜观察:先观察血管壁,再向内观察可见血管腔明显狭窄,管腔被阻塞(图 2 – 12,见彩图页)。

(2)高倍镜观察:淡红色部分为不规则小梁状结构,小梁由已崩解的浅红色颗粒状血小板构成,其边缘可见许多中性粒细胞和少量淋巴细胞,血小板梁之间细丝状纤维蛋白形成网络,收集了大量红细胞和少许白细胞(图 2 – 13,见彩图页)。

4. 血栓再通:该切片为一血管横切面,血管腔被一混合血栓阻塞。此血栓已经被肉芽组织替代(机化),在机化的血栓中可见数个大小不等的裂隙,裂隙表面可见上皮细胞覆盖(图 2 – 14,见彩图页)。

5. 心肌梗死:分别用低倍镜和高倍镜进行观察。

(1)低倍镜观察:梗死处心肌细胞核及横纹肌消失,肌原纤维结构不清。

(2)高倍镜观察:①心肌细胞核几乎全部消失,坏死灶及其边缘可见多数炎症细胞反应(以中性粒细胞为主);②坏死的心肌细胞与正常细胞呈交错状态(图 2 – 15,见彩图页)。

(四)思考题

1. 慢性肝淤血形成的主要病因有哪些?该病如果没有得到及时治疗会如何

发展？

2. 请结合图2－2的标本分析肺淤血产生的原因。临床患者在肺淤血时为什么会咳粉红色泡沫痰？

3. 病案分析：患者，男，61岁，教师，因双下肢麻木、疼痛伴发热2天入院。患者有风湿病病史30余年，因心慌、气喘3年，诊断为“风湿性心脏病、二尖瓣双病变”，于4年前行二尖瓣置换术。入院检查：心脏扩大，心尖区舒张期杂音Ⅲ级，死亡前夜，气急加重，出冷汗，咳出粉红色泡沫样痰，心电图示房颤。入院以后，患者出现神志不清、血压下降、室颤，经抢救无效而死亡。请据此病例回答以下问题。

(1)此时患者心脏和肺可能发生了哪些病变？

(2)患者为什么会出现双下肢麻木、疼痛等症状？其原因可能是什么？

(3)患者为何会咳出粉红色泡沫样痰？试述该病变的发展过程。

4. 请结合图2－3急性阑尾炎的标本分析急性阑尾炎的主要病因。

5. 请结合图2－4脑出血的标本分析脑出血形成的主要病因及其对机体的影响。

6. 请结合图2－5脾贫血性梗死的标本分析脾梗死属于哪种类型的坏死。为何病变处脾脏颜色苍白？为何脾梗死为锥体形且尖端朝向脾门？

7. 请结合图2－6肾贫血性梗死的标本分析肾贫血性梗死区为何会出现充血出血带。为何梗死区形状为锥体形？

8. 请结合图2－7心肌梗死的标本描述心肌梗死常见的病因。其对机体的影响有哪些？

9. 肺梗死属于哪种梗死类型？其发生应具备什么条件？

10. 在显微镜下如何观察毛细血管是否扩张？

11. 为什么肺淤血时肺泡腔内会有水肿液及出血？

12. 什么是心力衰竭细胞？它是如何形成的？在显微镜下如何辨认？

13. 结合图2－11肝淤血所见，分析为什么淤血的肝脏大体观察呈现槟榔状。

14. 请结合图2－12、图2－13，分析血栓形成的过程。

15. 请分析血栓形成对机体的影响。

16. 病案分析：患者，女，43岁，因严重烧伤入院治疗。住院期间，患者因输液而行大隐静脉切开插管术，后期因烧伤继发感染性休克而死亡。尸检显示：髂外静脉内有血栓形成。请据此病例回答以下问题。

(1)该患者血栓形成的原因是什么？

(2)该患者的血栓是何种类型？请描述其大体及镜下特点。

17. 血栓形成后，如果不及时处理会导致怎样的后果？

18. 血栓的再通对机体有什么影响？

(五)作业

下图为某一病变的镜下轮廓，试写出其病理诊断；用红蓝铅笔完成该病变的绘制，并对主要病变进行描述。

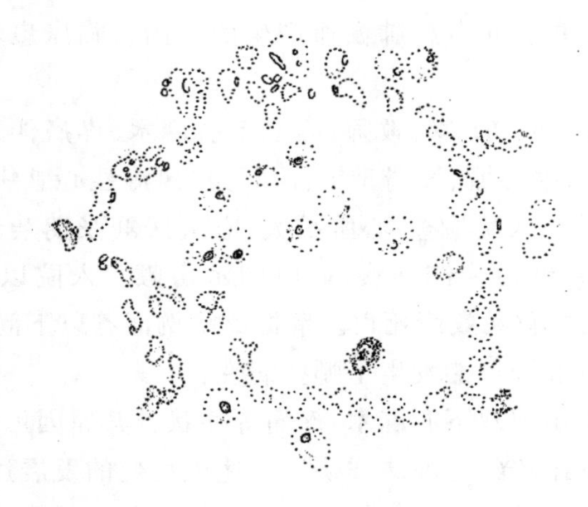

病理诊断：
染色方法：
放大倍数：
主要病变描述：

（杨青青）

实验三　炎　症

一、实验目的

1. 掌握炎症变质、渗出、增生的概念。

2. 学会观察炎症常见类型的大体形态及镜下结构。

3. 学会分析炎症各类病变的临床病理联系。

二、实验内容

(一)实验前准备

对本章理论知识进行复习,对未能充分掌握的内容进行归纳总结,在实验课前对本章涉及的病变标本切片有粗略的认识,能够正确认识正常组织、器官形态。

(二)大体标本观察

1. 纤维素性心外膜炎(绒毛心):心外膜表面有大量的灰白色或黄白色纤维蛋白,呈膜状或绒毛状附着在心包脏层和壁层表面,使心脏表面的结构被覆盖,看不清血管等结构,心包壁层增厚(图 3-1,见彩图页)。

2. 咽、喉及支气管白喉:咽、喉及支气管黏膜表面可见一层灰黄色或灰白色的膜状物,即假膜。咽假膜附着紧密,不易剥离,强行撕脱易出血并留下溃疡。气管部的假膜与下层组织粘连不紧,易于脱落,可导致患者窒息而死(图 3-2,见彩图页)。

3. 细菌性痢疾:结肠黏膜表面可见一层灰黄色或灰白色膜状物(假膜)覆盖,呈糠皮样外观,部分假膜已脱落(图 3-3,见彩图页)。

4. 各型阑尾炎:包括以下三种。

(1)急性单纯性阑尾炎:为早期的阑尾炎,病变以阑尾黏膜或黏膜下层较重。阑尾轻度肿胀,浆膜面充血,失去正常光泽。黏膜上皮可见一个或多个缺损,并有中性粒细胞浸润和纤维素渗出。黏膜下各层有炎性水肿(图 3-4,见彩图页)。

(2)急性蜂窝织性阑尾炎:又称急性化脓性阑尾炎,常由单纯性阑尾炎发展而来。整个阑尾显著肿胀、增粗,浆膜血管高度扩张充血,失去正常光泽,表面可有出血或者黄白色脓性分泌物。切面可见阑尾壁因充血水肿而增厚,腔内充满脓性渗出物(图 3-5,见彩图页)。

(3)急性坏疽性阑尾炎:是一种重型阑尾炎。阑尾壁血液循环出现障碍,阑尾显著肿胀,呈暗红色或污秽黑色,并附有大量脓性分泌物,常导致穿孔,引起弥漫性腹膜炎或阑尾周围脓肿(图 3-6,见彩图页)。

5. 肝脓肿:可见肝脏切面有一个较大的空腔,壁较厚,为黄白色,脓肿中心坏死物质切开后流出，残留有空腔，边界清楚，周围肝组织外观正常（图 3－7，见彩图页）。

6. 化脓性脑膜炎：脑膜表面血管高度扩张、充血，脑膜水肿，可见一层黄色渗出物覆盖表面结构，脑沟与脑回界限消失（图 3－8，见彩图页）。

7. 结肠息肉：结肠黏膜面有单发或多发带蒂的结节，大小不一，数量不等，表面光滑（图 3－9，见彩图页）。

（三）病理切片观察

1. 纤维蛋白性炎：切片为结肠黏膜的纤维蛋白性炎，渗出物的主要成分为纤维蛋白，红染，呈纤细网状或团块状，其间可见炎细胞（中性粒细胞等）（图 3－10，见彩图页）。

2. 纤维素性心包炎：心外膜血管扩张、充血，表面被覆红染、粗细不等、网状的纤维素（图 3－11，见彩图页）。

3. 急性蜂窝织炎性阑尾炎：主要观察以下内容。

（1）大体观察：切片为阑尾横切面，初步分辨阑尾各层，以便于镜下观察和病变定位。

（2）低倍镜观察：切片中央为阑尾腔，内含变性坏死的中性粒细胞（脓细胞）、粉红色浆液、纤维蛋白、坏死脱落的黏膜上皮，自内向外逐层观察黏膜层、黏膜下层、肌层、浆膜层，可见明显充血水肿并有大量中性粒细胞浸润，黏膜组织部分坏死脱落（图 3－12，见彩图页）。

（3）高倍镜观察：自内向外逐层观察，可见阑尾各层及浆膜面均明显充血水肿并有大量中性粒细胞浸润，呈弥漫性分布，无界限，肌间隙增宽。仔细观察各种炎细胞（以中性粒细胞为主）的形态特征（图 3－13，见彩图页）。

4. 肺脓肿：主要观察以下内容。

（1）低倍镜观察：肺泡变形、变小，肺泡壁变宽，周围有圆形脓肿病灶，界限清楚（图 3－14，见彩图页）。

（2）高倍镜观察：变形、变小的肺泡壁血管明显充血，有大量中性粒细胞浸润，部分中性粒细胞发生变性、崩解。脓肿灶组织坏死，无正常肺泡结构，内聚集大量中性粒细胞、脓细胞及溶解液化的坏死组织，脓肿与周围肺泡界限清楚（图 3－15，见彩图页）。

5. 感染性肉芽肿：主要观察以下内容。

（1）低倍镜观察：典型的结核结节中央有干酪样坏死，周围为环形或放射状排列的类上皮细胞、一个或多个朗汉斯巨细胞，外层为增生的成纤维细胞及淋巴细胞，还可有中性粒细胞（图 3－16，见彩图页）。

（2）高倍镜观察：可见朗汉斯巨细胞体积大，形状不规则，细胞质丰富，细胞核数目多，排列在细胞的边缘，呈花环状、马蹄状，或者密集在胞体的一侧。类上皮细胞胞质丰富，呈淡红色，细胞界限不清，有分支与邻近细胞相连。

6. 各种炎细胞：主要观察以下几种细胞。

（1）中性粒细胞：高倍镜观察，细胞呈圆形，较小。细胞质呈淡红色，含有许多细小的中性颗粒。细胞核呈深染的弯曲杆状(马蹄铁形)或分叶状,一般为 2~5 叶,叶间有纤细的缩窄部相连,正常人以 3 叶者较多见。中性粒细胞来源于骨髓的造血干细胞,在骨髓中分化发育后,进入血液或组织。中性粒细胞增多可初步诊断为急性或化脓性感染等;减少可初步诊断为伤寒、疟疾等(图 3-17,见彩图页)。

(2)嗜酸性粒细胞:细胞呈圆形,较中性粒细胞略大。细胞质内充满粗大、整齐、均匀、紧密排列的砖红色或鲜红色嗜酸性颗粒,折光性强。细胞核的形状与中性粒细胞相似,通常有 2~3 叶,呈眼镜状,深紫色。嗜酸性粒细胞容易破碎,颗粒可分散于细胞周围。嗜酸性粒细胞增高可初步诊断为过敏性疾病、寄生虫病、某些恶性肿瘤等,减少可初步诊断为伤寒、副伤寒初期,以及大手术、烧伤等应激状态,或长期应用肾上腺皮质激素后,其临床意义甚小(图 3-18,见彩图页)。

(3)嗜碱性粒细胞:中等大小。细胞质内含粗大、大小分布不均、被染成蓝紫色的嗜碱性颗粒,颗粒常掩盖在核上,致使细胞核的轮廓和结构模糊不清。细胞核分叶不明显,或融合呈堆集状。嗜碱性粒细胞增高可初步诊断为慢性粒细胞性白血病、慢性溶血及脾切除术后等;减少可初步诊断为Ⅰ型超敏反应、应激反应等(图 3-19,见彩图页)。

(4)淋巴细胞:较其他细胞小,细胞质极少,细胞核较大,圆形,深蓝色,几乎占据整个细胞,很难看到细胞质。淋巴细胞增高可初步诊断为百日咳、传染性单核细胞增多症、病毒感染等;减少可初步诊断为免疫缺陷、放射病等(图 3-20,见彩图页)。

(5)浆细胞:细胞较小,呈圆形或卵圆形,细胞质嗜碱性,细胞核圆,较小,位于细胞一侧。染色质沿核膜呈辐射状排列,细胞质被染为蓝色,近细胞核处有一着色较浅而透明的区域(图 3-21,见彩图页)。

(6)单核-巨噬细胞:体积较大,细胞质丰富,呈弱嗜碱性,细胞核常偏位,可呈卵圆形、肾形、马蹄形、不规则形等(图 3-22,见彩图页)。

(7)多核巨细胞(朗汉斯巨细胞):体积大,细胞质丰富,细胞核数目多,且沿核膜排列。图示两个朗汉斯巨细胞,其细胞核沿着细胞周围排列(图 3-23,见彩图页)。

(四)思考题

1. 结合图 3-1,说明绒毛心的常见病因是什么?其发病机制有哪些?

2. 咽白喉与咽炎如何进行鉴别?

3. 结合图 3-3 分析病例:患者,男,38 岁,因发热、腹痛、腹泻、脓血便 2 天来诊。患者因进食不洁饮食于 2 天前突然发热、畏寒,无寒战,大便每天 10 余次,最初为稀便,以后转为黏液脓血便,偶见片状灰白色膜状物排出,有里急后重感。请据此病例回答以下问题。

(1)该患者的初步诊断是什么?

(2)该病的诊断依据有哪些?

(3)该患者大便内为何会出现灰白色膜状物?其成分可能有什么?

4. 急性单纯性阑尾炎如不及时治疗,患者可出现哪些临床表现?

5. 结合图 3－5 分析病例：患者，女，26 岁，腹痛、腹泻、发热、呕吐 1 天。查体：体温 38.6 ℃，心率 123 次/分，血压 102/74 mmHg，腹平软，肝、脾未及，无包块，全腹压痛，以右下腹麦氏点周围为著，无明显肌紧张，肠鸣音 10～15 次/分。辅助检查：血红蛋白（Hb）160 g/L，白细胞 24×10^9/L，中性分叶 85%，杆状 7%。尿常规：无特殊变化。大便常规：稀水样便，白细胞 3～5/HP，红细胞 0～2/HP。请据此病例回答以下问题。

（1）该患者的临床诊断是什么？

（2）该病诊断的依据是什么？

（3）试述其病理切片的形态及特点。

6. 结合图 3－6 分析病例：患者，男，42 岁，慢性阑尾炎患者，突发性右下腹部疼痛，行阑尾切除术。病理学检查：阑尾肿胀，浆膜面充血，可见黄白色渗出物，阑尾腔内充满脓液。请据此病例回答以下问题。

（1）该患者的初步诊断是什么？

（2）该患者的病变属于哪种类型？请描述该患者阑尾可能发生的大体病变。

7. 结合图 3－7 分析病例：患者，男，53 岁，高热，伴恶心、纳差 3 天。患者 3 天前无明显诱因出现右上腹隐痛，伴发热（体温高达 39 ℃以上）、恶心、纳差，自服抗生素无效，为求进一步诊治，入院治疗。查体：体温 39.6 ℃，血压 113/75 mmHg，心率 96 次/分，呼吸 24 次/分，急性病容，腹软，肝区有叩击痛，肝于右肋缘下 3 cm 处可触及边缘，质地软，有触痛，脾未触及，未见明显肠型及蠕动波。实验室检查：白细胞 15.6×10^9/L，中性粒细胞 79.5%，血小板计数 96×10^9/L。请据此病例回答以下问题。

（1）该患者的初步诊断是什么？试描述其病变特点。

（2）为了确诊，患者还应该再做哪些检查？

8. 结合图 3－8 分析病例：患儿，5 个月，发热，伴轻咳、呕吐，无惊厥，近 2 天精神萎靡，吃奶稍差。查体：体温 38.3 ℃，心率 136 次/分，呼吸 43 次/分，血压 82/63 mmHg，体重 7.5 kg，身长 68 cm，头围 41.3 cm，神清，精神差，易激惹，巩膜无黄染，双瞳孔等大、等圆，对光反射存在，颈项稍有抵抗，肺及腹部无异常。请据此病例回答以下问题。

（1）该患儿的初步诊断是什么？

（2）为进一步确诊，该患儿还需做哪些检查？

9. 观察图 3－9，分析结肠息肉属于哪一类炎症。此类炎症还有哪几种？其病变有哪些共同之处？

10. 中性粒细胞杀伤病原体的机制是什么？

11. 血液中嗜酸性粒细胞数目昼夜周期性波动是什么引起的？

12. 嗜碱性粒细胞和肥大细胞的不同之处有哪些？

13. 淋巴细胞有哪些生理功能？

14. 浆细胞增多时需做哪些检查？

15. 巨噬细胞的特点及生物学功能有哪些？

16. 多核巨细胞常见于哪些疾病？

(五)作业

下图为各类炎细胞的镜下轮廓，请用红蓝铅笔完成各类炎细胞的绘制，并写出各细胞的名称。

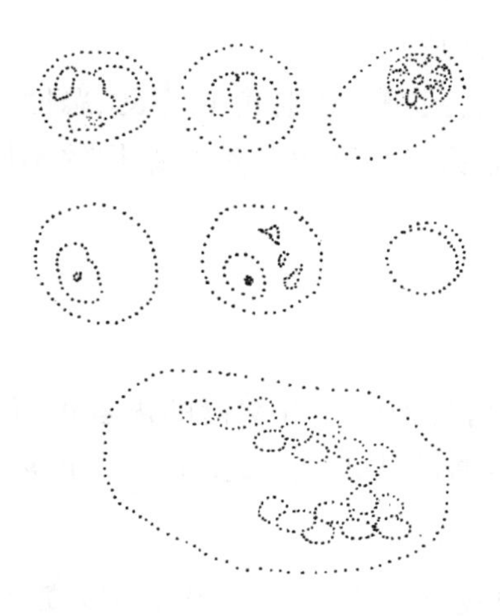

(杨青青)

实验四　肿　瘤

一、实验目的

1. 熟悉恶性肿瘤细胞的形态。
2. 掌握癌和肉瘤的组织结构特点。
3. 掌握纤维瘤、纤维肉瘤、脂肪瘤、脂肪肉瘤等良、恶性肿瘤的形态特点。
4. 辨认霍奇金淋巴瘤与非霍奇金淋巴瘤细胞结构的不同点。

二、实验内容

(一)实验前准备

对本章理论知识进行复习,对未能充分掌握的内容进行归纳总结,在实验课前对本章涉及的病变标本切片有粗略的认识,能够正确认识正常组织、器官形态。

(二)大体标本观察

1. 皮肤乳头状瘤:肿瘤向皮肤或黏膜表面凸起,形成许多手指样凹凸不平的乳头状凸起,切面呈灰白色(图 4-1,见彩图页)。

2. 乳腺纤维腺瘤:肿瘤呈结节形,包膜完整,与周围正常组织界限清楚,切面呈灰白色,隐约可见裂隙,可见纵横交错编织状条纹,质韧(图 4-2,见彩图页)。

3. 脂肪瘤:标本全部为脂肪组织,表面呈分支状,有一层薄的完整的结缔组织性包膜,切面呈淡黄色,质软,与正常脂肪组织相似(图 4-3,见彩图页)。

4. 鳞状细胞癌(阴茎和宫颈):肿块向表面凸起,呈灰白色,菜花状,因表面破溃而粗糙不平,瘤组织与正常组织分界不清(图 4-4,见彩图页)。

5. 腺癌(胃或结肠):肠道表面的蕈状肿物突入腔内,表面坏死,形成溃疡,有出血。癌组织切面呈灰白色,向黏膜下浸润,使肠壁增厚、肠腔狭窄(图 4-5,见彩图页)。

6. 子宫多发性平滑肌瘤:全子宫切除标本,子宫肌壁间、黏膜下及浆膜下可见多个大小不一的球形结节,与周围正常组织界限清楚。瘤组织切面可见灰红色、纵横交错、呈漩涡状的平滑肌纤维束,子宫腔被肿瘤挤压变狭窄(图 4-6,见彩图页)。

7. 原发性肝癌:肝右叶有一巨大肿块,质硬。癌组织切面呈灰白色,粗糙。癌组织与周围正常肝组织分界不清,有出血,在肿块周围有散在灰白色的小癌结节(图 4-7,见彩图页)。

8. 转移性肺癌:肺表面及切面可见多个散在分布的癌结节,呈灰白色,大小较一致,界限清楚,无包膜,结节间肺组织无明显病变(图 4-8,见彩图页)。

9. 卵巢畸胎瘤：肿瘤呈圆形或椭圆形囊状，表面光滑，包膜完整，质地较软。肿瘤组织切面可见囊壁较薄，其内充满皮脂样物，其中混有数量不等的毛发、软骨、骨等成分（图4－9，见彩图页）。

10. 股骨骨肉瘤：股骨下端已被瘤组织破坏，局部膨大、增粗，呈巨块状，切面呈灰白色，骨皮质及骨髓腔已被瘤组织侵犯，与周围正常组织分界不清，并侵入周围组织（图4－10，见彩图页）。

11. 纤维肉瘤：肿瘤组织与周围正常组织分界不清，无包膜，切面呈灰白色，均匀细腻，呈鱼肉状，部分区域因有出血坏死而呈暗褐色，可见纵横交错排列的纤维素（图4－11，见彩图页）。

（三）病理切片观察

1. 乳头状瘤（图4－12，见彩图页）：主要观察以下内容。

（1）低倍镜观察：可见多数分支乳头状结构，乳头表面有鳞状上皮覆盖，乳头轴心为纤维、血管。

（2）高倍镜观察：鳞状上皮增厚，但细胞的排列和异型性不明显，间质有少量淋巴细胞浸润。

2. 平滑肌瘤（图4－13，见彩图页）：主要观察以下内容。

（1）低倍镜观察：瘤细胞呈束状排列，互相交织，间质为少许的血管和疏松结缔组织。

（2）高倍镜观察：瘤细胞呈长梭形，细胞核呈长杆状，两端钝圆，细胞质红染，似正常平滑肌细胞。

3. 纤维瘤：低倍镜观察，瘤细胞呈梭形纤维细胞，排列呈纵横交错或漩涡状，瘤细胞异型性小，间质有少量结缔组织和血管（图4－14，见彩图页）。

4. 鳞状细胞癌（图4－15，见彩图页）：癌细胞排列成大小不等的片状及条索状癌巢，大部分癌巢可见癌珠（又称角化珠，粉红色同心圆排列）形成，癌细胞大小不等，形态多样，核大，染色深，可见核分裂象。癌组织间有纤维结缔组织，其中有淋巴细胞及浆细胞浸润。

5. 腺癌（图4－16，见彩图页）：癌细胞呈腺管状排列，管腔大小不等，腺管有共壁和背靠背现象。癌细胞层次增多，形态不一，核增厚，可见核分裂象。

6. 纤维肉瘤（图4－17，见彩图页）：主要观察以下内容。

（1）低倍镜观察：瘤细胞弥散分布，部分区域可见漩涡状或编织状排列。

（2）高倍镜观察：瘤细胞呈梭形，核呈圆形、椭圆形，可见核分裂象。瘤细胞明显异型，间质有丰富的血管和少量胶原纤维。

7. 霍奇金淋巴瘤（图4－18，见彩图页）：瘤细胞类型呈多样化，可见双核、双核瘤巨细胞，核大，核膜厚，嗜酸性核仁（R－S细胞），并可见双核并列的“镜影”细胞，另外可见散在的中性粒细胞、嗜酸性粒细胞、淋巴细胞、浆细胞等。

(四)思考题

1. 皮肤乳头状瘤好发于什么上皮?
2. 纤维腺瘤的实质细胞有哪两种?
3. 脂肪瘤多发生在什么部位?
4. 支气管、膀胱不是鳞状上皮被覆,为什么也会发生鳞癌?
5. 腺癌常有哪些形状?其好发于什么部位?
6. 平滑肌瘤的主要临床病理联系是什么?
7. 肝癌的发生与哪些因素有关?
8. 如何发现早期肺癌?
9. 畸胎瘤来源于什么细胞,一般含有几个胚层组织成分?
10. 纤维肉瘤好发于什么部位?

(五)作业

下图为某一病变的镜下轮廓,试写出其病理诊断;用红蓝铅笔完成该病变的绘制,并对主要病变进行描述。

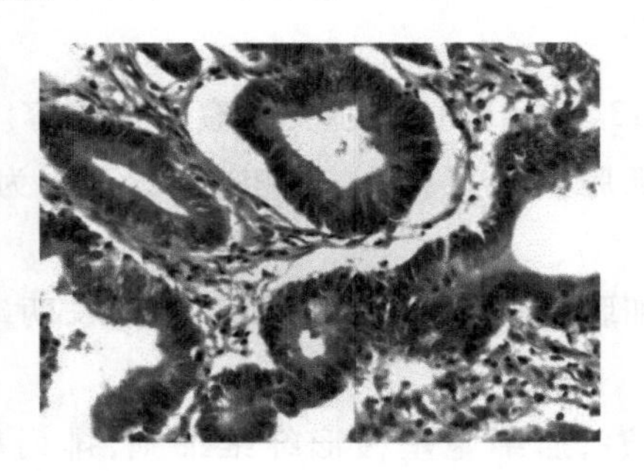

病理诊断:

染色方法:

放大倍数:

主要病变描述:

(刘志宏　祁晓民)

实验五　心血管系统疾病

一、实验目的

1. 学会观察风湿性心瓣膜病、高血压性心脏病、主动脉粥样硬化、心肌梗死、原发性固缩肾、脑出血等大体标本的病变特点。

2. 学会识别动脉粥样硬化、风湿性心肌炎、原发性固缩肾之细小动脉硬化、风湿性心外膜炎的镜下病变特点。

3. 联系上述大体标本及镜下病变特点，推断临床表现及影响。

二、实验内容

（一）实验前准备

对本章理论知识进行复习，对未能充分掌握的内容进行归纳总结，在实验课前对本章涉及的病变标本切片有粗略的认识，能够正确认识正常组织、器官形态。

（二）大体标本观察

1. 风湿性心瓣膜病：二尖瓣狭窄和关闭不全（图 5 – 1，见彩图页）：二尖瓣增厚、变硬，弹性消失，瓣叶相互粘连，致瓣膜口呈鱼口状，同时瓣膜卷曲缩短，致关闭不全。

2. 高血压病之心脏：左心室室壁肌明显增厚，乳头肌增粗（图 5 – 2，见彩图页）。

3. 主动脉粥样硬化：主动脉内膜面有大小不等、灰白、灰黄色突出的斑块，有的斑块表面有溃疡形成，动脉壁明显增厚变硬（图 5 – 3，见彩图页）。

4. 心肌梗死：左心室壁可见不规则的梗死区，呈土黄色，与正常心室壁分界明显（图5 – 4，见彩图页）。

5. 原发性固缩肾：肾体积缩小，肾被膜皱缩，表面呈颗粒状，质硬，重量减轻，切面肾皮质变薄，皮质与髓质分界不清，小动脉增厚、变硬（图 5 – 5，见彩图页）。

6. 脑出血：大脑冠状切片标本见内囊及基底节区有一较大的出血区，血液凝固呈黑色，脑组织被破坏，周围脑组织水肿（应与对侧无出血的大脑半球进行对照比较）（图5 – 6，见彩图页）。

（三）病理切片观察

1. 主动脉粥样硬化（图 5 – 7，见彩图页）：低倍镜观察，动脉内膜增生变厚，呈玻璃样变性，内膜下为粥样斑块病变区，可见胆固醇结晶，呈针形空隙；有时可见淡蓝色钙化物质，病灶边缘和底部有少量的泡沫细胞、淋巴细胞。

2. 风湿性心肌炎（图 5 – 8，见彩图页）：主要观察以下内容。

（1）低倍镜观察：心肌间质和小血管附近可见风湿小体。

(2)高倍镜观察:典型的风湿小体中有红染片状纤维蛋白坏死物,周围散在体积较大的风湿细胞,细胞呈椭圆形,胞质丰富、显嗜碱性,核膜厚、核仁清晰,有时呈双核,似鸟眼状,周围有多少不等的淋巴细胞和单核细胞浸润。

3. 高血压病(原发性固缩肾)(图5-9,见彩图页):主要观察以下内容。

(1)低倍镜观察:有多量萎缩、玻璃样变性的肾小球及萎缩的肾小管,并见肥大的肾小球及扩张的肾小管,肾小管内可见红染的蛋白质管型,间质可见广泛纤维增生和淋巴细胞、单核细胞浸润,肾动脉有玻璃样变性。

(2)高倍镜观察:动脉壁增厚及玻璃样变性,管腔狭窄。

(四)思考题

1. 二尖瓣狭窄和关闭不全的临床病理表现是什么?
2. 高血压性心脏病和冠心病有何不同?
3. 主动脉粥样硬化的好发部位及病变特点有哪些?
4. 心肌梗死的类型和并发症有哪些?
5. 原发性固缩肾是如何形成的?
6. 脑出血的原因是什么?为什么好发在基底节区?

(五)作业

下图为某一病变的镜下轮廓,试写出其病理诊断;用红蓝铅笔完成该病变的绘制,并对主要病变进行描述。

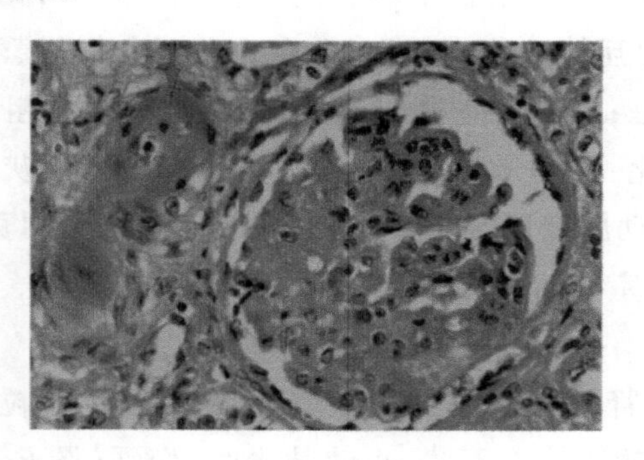

病理诊断:
染色方法:
放大倍数:
主要病变描述:

(刘志宏　祁晓民)

实验六　呼吸系统疾病

一、实验目的

1. 学会观察肺气肿、支气管扩张、大叶性肺炎、小叶性肺炎、硅肺、肺癌的大体病变特点。

2. 学会观察并描述肺气肿、大叶性肺炎、小叶性肺炎病理切片的病变特点。

二、实验内容

(一)实验前准备

对本章理论知识进行复习,对未能充分掌握的内容进行归纳总结,在实验课前对本章涉及的病变标本切片有粗略的认识,能够正确认识正常组织、器官形态。

(二)大体标本观察

1. 肺气肿:肺体积膨胀增大,边缘变钝,切面呈疏松海绵状,有的区域可见肺大疱(图 6 – 1,见彩图页)。

2. 支气管扩张:肺的切面呈囊性或圆柱状扩张,黏膜充血,管壁明显增厚(图 6 – 2,见彩图页)。

3. 大叶性肺炎(灰色肝样变期):病变肺叶大、质实如肝,切面呈灰白色、颗粒状,肺泡膜表面有少量纤维蛋白渗出物(图 6 – 3,见彩图页)。

4. 小叶性肺炎(支气管肺炎):肺切面有散在分布、形状不一的灰黄色或灰白色病灶,部分融合在一起。病变区多含有细小支气管,管腔中常有脓性物质(图 6 – 4,见彩图页)。

5. 融合性支气管肺炎:小叶性肺炎病情严重时,多个小叶病灶相互融合,病变呈大片状,累及肺大叶,大体观察似大叶性肺炎,需要在显微镜下鉴别(图 6 – 5,见彩图页)。

6. 硅肺:肺组织内有较多散在分布、灰白色细小结节(硅结节),界限清楚,结节周围及结节之间有致密纤维组织(图 6 – 6,见彩图页)。

7. 肺癌:手术切除肺叶,肺组织内可见较大肿块,无包膜,呈灰白色,与周围组织分界不清。肺组织内有部分炭末沉着而呈黑色斑点状(图 6 – 7,见彩图页)。

(三)病理切片观察

1. 肺气肿(图 6 – 8,见彩图页):肺组织内大部分区域肺泡腔扩大,肺泡壁变薄或断裂,相邻肺泡互相融合成囊泡。

2. 大叶性肺炎:包括红色肝样变期和灰色肝样变期。

(1)红色肝样变期(图6-9,见彩图页):①低倍镜观察,肺泡壁毛细血管扩张充血,肺泡腔充满大量渗出物;②高倍镜观察,肺泡腔内渗出物为大量纤维素、红细胞和少量中性粒细胞,纤维素穿过肺泡间孔与邻近肺泡中的纤维素网相连接。

(2)灰色肝样变期(图6-10,见彩图页):①低倍镜观察,病变呈弥漫性,肺泡壁毛细血管狭窄或闭塞,肺泡腔内充满大量渗出物;②高倍镜观察,肺泡腔内渗出物主要为中性粒细胞、纤维素,而红细胞几乎消失。

3. 小叶性肺炎(图6-11,见彩图页)。

(1)低倍镜观察:病变呈灶性分布,实变区内有细支气管。

(2)高倍镜观察:病变区细支气管管壁充血水肿,大量中性粒细胞渗出。细支气管管腔内有脱落的上皮细胞和大量中性粒细胞。周围肺泡腔内有较多的中性粒细胞渗出。

(四)思考题

1. 肺气肿的发生与哪些因素有关?
2. 支气管扩张的临床病理联系有哪些?
3. 大叶性肺炎灰色肝样变期的缺氧症状为什么比红色肝样变期轻?
4. 小叶性肺炎的并发症为什么是患者死亡的常见原因?
5. 融合性小叶性肺炎和大叶性肺炎如何区别?
6. 硅肺形成的主要原因是什么?

(五)作业

下图为某一病变的镜下轮廓,试写出其病理诊断;用红蓝铅笔完成该病变的绘制,并对主要病变进行描述。

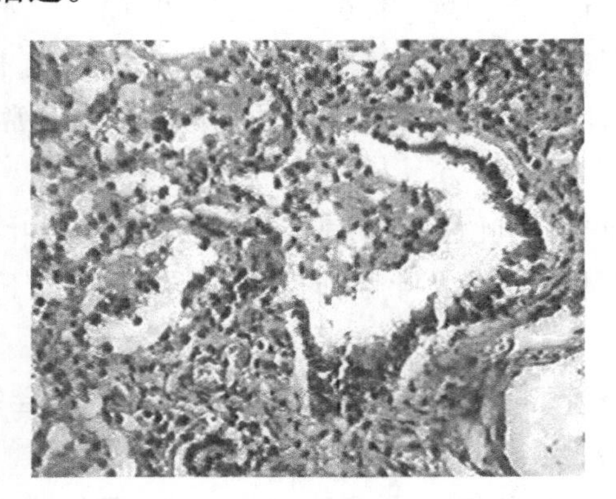

病理诊断:

染色方法:

放大倍数:

主要病变描述:

(刘志宏　祁晓民)

实验七　消化系统疾病

一、实验目的

1. 能够说出消化性溃疡的好发部位、病变特点、结局及并发症。

2. 学会观察门脉性肝硬化的基本病变特点，并会分析其临床病理联系。

3. 学会观察食管癌、胃癌、原发性肝癌的病变特点，并会分析其临床病理联系。

二、实验内容

（一）实验前准备

实验课前掌握本章基本理论知识；复习消化性溃疡的好发部位、病理变化特点、结局及并发症，肝硬化的类型、病理变化特点及临床病理联系，消化系统常见恶性肿瘤（如食管癌、胃癌、肝癌）的病变特点及病理临床联系。

（二）大体标本观察

1. 胃溃疡：胃小弯近幽门处黏膜表面有一直径约 1.5 cm 的椭圆形溃疡灶，底部干净平坦，边缘整齐，似刀切样，周围黏膜皱襞自溃疡处向四周呈放射状排列（图 7－1，见彩图页）。

2. 门脉性肝硬化：肝脏体积缩小，质地变硬。肝脏表面及切面可见弥散的大小一致的结节，结节周围有灰白色、宽窄一致的纤维组织包绕，纤维间隔较窄（图 7－2，见彩图页）。

3. 中晚期食管癌（图 7－3，见彩图页）：分为以下四型。

（1）髓质型：最多见，癌组织在食管壁内浸润性生长，累及食管全周或大部分。癌组织质地较软，似脑髓，颜色灰白，表面有溃疡。

（2）蕈伞型：癌组织呈扁圆形肿块，突向管腔，表面有浅溃疡。

（3）溃疡型：肿块表面有较深溃疡，深达肌层，底部凹凸不平。

（4）缩窄型：癌组织质地硬，局部食管壁环形狭窄，窄缩上端食管腔明显扩张。

4. 进展期胃癌（图 7－4，见彩图页）：分为以下三型。

（1）息肉型或蕈伞型：癌组织向黏膜表面生长，呈息肉状或蕈伞状。

（2）溃疡型：癌组织坏死脱落形成溃疡，溃疡大且边界不清，多呈皿状，也可隆起，如火山口状，边缘清楚，底部凹凸不平。

（3）浸润型：癌组织向胃壁内局限性或弥漫浸润性生长，其表面胃黏膜皱襞大部分消失。弥漫性浸润可导致胃壁普遍增厚、变硬，胃腔变小，状如皮革，称为“革囊胃”。

5. 晚期肝癌(图 7 - 5,见彩图页):分为以下两型。

(1)巨块型:肿瘤体积巨大,呈圆形,中心部可见出血、坏死。

(2)结节型:癌结节散在,呈圆形或椭圆形,大小不等,常合并有肝硬化。

(三)病理切片观察

1. 消化性溃疡(图 7 - 6,见彩图页):主要观察以下内容。

(1)炎性渗出层:溃疡表面可见纤维素和白细胞等炎性渗出物。

(2)坏死组织层:炎性渗出层下面可见一层深红色、颗粒状、无结构的坏死组织。

(3)肉芽组织层:坏死层下可见较多新生毛细血管、成纤维细胞,以及炎细胞浸润。毛细血管与溃疡面垂直生长。

(4)瘢痕层:最下层为呈玻璃样变性的胶原纤维束。

2. 门脉性肝硬化:主要观察以下内容。

(1)低倍镜观察:可见大量结缔组织增生,形成结缔组织间隔带,分割肝细胞,形成许多假小叶,结缔组织间隔带宽窄较一致。

(2)假小叶(图 7 - 7,见彩图页):假小叶中央静脉阙如、偏位或两个以上。假小叶内肝细胞排列紊乱,有变性、坏死及再生的肝细胞。包绕假小叶的纤维间隔内可见小胆管增生及淋巴细胞浸润。

3. 食管鳞状细胞癌:癌细胞呈巢团状,浸润性生长;癌细胞分化好,癌巢中央可见层状角化物,称为角化珠或癌珠;细胞间可见细胞间桥(图 7 - 8,见彩图页)。

4. 胃腺癌:癌细胞呈不规则腺腔样排列;腺腔融合,大小不一;细胞核复层,大小不一(图 7 - 9,见彩图页)。

5. 印戒细胞癌:癌细胞分泌大量黏液,黏液聚集在癌细胞内,将细胞核挤向一侧;癌细胞呈印戒状(图 7 - 10,见彩图页)。

6. 大肠腺癌:癌细胞排列成不规则的腺腔样,腺腔增大,充满坏死的碎片(图 7 - 11,见彩图页)。

7. 肝细胞癌:癌细胞分化较高者类似于肝细胞,分泌胆汁,癌细胞排列呈巢状,血管多,间质少。癌细胞分化低者异型性明显。此肝细胞癌由宽于正常肝板(厚度为 2 个细胞)的肝细胞条索组成,虽然血管结构存在,但无可辨认正常的肝小叶结构(图 7 - 12,见彩图页)。

(四)思考题

1. 胃溃疡与十二指肠溃疡有什么异同?慢性胃溃疡的临床病理联系及并发症有哪些?

2. 分析假小叶是怎么形成的。假小叶与肝小叶的区别是什么?分析门脉性肝硬化的临床病理联系。

3. 什么是早期食管癌?中、晚期食管癌的大体形态类型有哪些?

4. 什么是早期胃癌,其大体类型有哪些?什么是进展期胃癌,其大体类型有哪些？

5. 什么是小肝癌？其有何病理学特点？

6. 晚期肝癌的大体类型有哪些？

（五）作业

下图为某一病变的镜下轮廓，试写出其病理诊断；用红蓝铅笔完成该病变的绘制，并对主要病变进行描述。

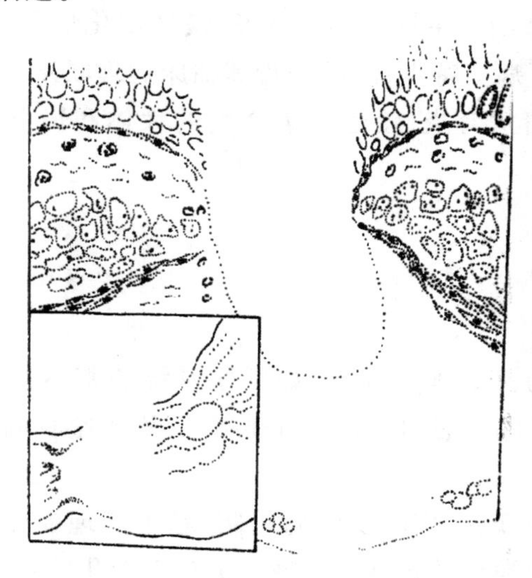

病理诊断：

染色方法：

放大倍数：

主要病变描述：

（魏晶晶　童小华）

实验八　泌尿系统疾病

一、实验目的

1. 学会观察急性弥漫增生性肾小球肾炎、慢性硬化性肾小球肾炎及其他各型肾小球肾炎的大体和镜下病变特点；能够分析其临床病理联系。

2. 学会观察急性肾盂肾炎、慢性肾盂肾炎的大体和镜下病变特点；能说出其感染途径及临床病理联系。

二、实验内容

（一）实验前准备

复习本章所涉及的基础理论知识，如泌尿系统的基本组成，正常肾脏的形态结构、位置及功能，输尿管的形态、位置、三个狭窄及其在盆腔的毗邻关系，女性尿道的形态特点及开口部位。

熟悉肾小球肾炎的概念、病因及发病机制、基本病理变化特点及临床病理联系，肾小球肾炎的常见病理类型及各型肾小球肾炎病理变化特点、临床病理联系及结局，肾盂肾炎的分类、发病机制、病理变化特点及临床病理联系。

（二）大体标本观察

1. 急性弥漫增生性肾小球肾炎：双侧肾脏轻度到中度肿大，包膜紧张，表面充血，称为大红肾；有时表面及切面散在粟粒大小的出血点，称为蚤咬肾（图 8－1，见彩图页）。

2. 膜性肾小球肾炎：双肾肿大，颜色苍白，包膜紧张，又称“大白肾”，切面皮质变宽（图 8－2，见彩图页）。

3. 新月体性肾小球肾炎：双肾肿大，颜色苍白，皮质表面可见点状出血（图 8－3，见彩图页）。

4. 慢性硬化性肾小球肾炎：肾脏体积明显变小，颜色苍白，质地变硬，重量减轻，表面呈细颗粒状，故又称继发性颗粒样固缩肾，切面皮质变薄，皮、髓质分界不清（图 8－4，见彩图页）。

5. 急性肾盂肾炎：肾脏体积增大，表面有弥漫颗粒状的小脓肿（化脓病灶）；切面亦可见黄色小脓肿，髓质内可见黄色条纹并向皮质延伸；肾盂黏膜充血，并可见小的出血点（图 8－5，见彩图页）。

6. 慢性肾盂肾炎：肾脏体积缩小，重量减轻，表面不光滑，有粗大而不规则的凹陷性瘢痕，质地硬；切面皮质、髓质分界不清，肾盂、肾盏高度变形，肾乳头萎缩（图

8－6，见彩图页）。

（三）病理切片观察

1. 急性弥漫增生性肾小球肾炎（图 8－7，见彩图页）：①低倍镜观察，病变广泛，呈弥漫性，肾小球体积增大，细胞数目增多。②高倍镜观察，肾小球毛细血管内皮细胞、系膜细胞有不同程度增生，肾小球毛细血管腔内可见大量中性粒细胞和单核细胞浸润，毛细血管腔狭小甚至闭塞，肾小球囊变窄。

2. 新月体性肾小球肾炎（图 8－8，见彩图页）：肾小球囊壁层上皮细胞明显增生，数目增多，堆积成层，其内可见单核细胞和淋巴细胞，在肾小球囊内形成新月体形或环形小体，故称新月体性肾小球肾炎。严重者毛细血管壁因受压而发生纤维素样坏死。

3. 慢性硬化性肾小球肾炎（图 8－9，见彩图页）：主要观察以下内容。

（1）病变肾单位：大部分肾小球有不同程度纤维化及玻璃样变性，所属的肾小管因缺血而萎缩、纤维化、消失。间质纤维组织增生，伴淋巴细胞浸润，由于间质纤维组织收缩，使病变的肾小球相互靠近、集中，出现“肾小球集中”现象。

（2）残存肾单位：残存肾小球发生功能代偿性肥大，肾小管扩张，上皮细胞代偿性肥大。萎缩、变性的肾单位与功能代偿性肥大的肾单位交错存在。病变肾组织内部分肾单位萎缩、纤维化而收缩，使局部体积变小凹陷，另一部分代偿肥大的肾单位向表面突起，故形成颗粒性固缩肾。

4. 急性肾盂肾炎：灶状间质内有化脓性炎症、脓肿形成及大量中性粒细胞浸润（图8－10，见彩图页）。

5. 慢性肾盂肾炎：肾间质有不规则纤维化，伴浆细胞、淋巴细胞浸润，可见淋巴滤泡形成、中性粒细胞浸润。少数肾小管扩张，伴有均质红染的胶样管型，部分肾小管内可见白细胞管型。晚期可波及肾小球，肾球囊周围发生纤维化，最终包绕肾小球，导致肾小球发生纤维化及玻璃样变性（图 8－11，见彩图页）。

（四）思考题

1. 请结合急性弥漫增生性肾小球肾炎标本分析其产生的病因、发病机制、病理变化及临床病理联系。

2. 请根据膜性肾小球肾炎大体标本分析其发病的原因、机制、病理变化及临床病理联系。

3. 请根据急进性肾小球肾炎大体标本分析其发病的原因、机制、病理变化及临床病理联系。

4. 请分析继发性颗粒性固缩肾发生的原因、机制、病理变化及临床病理联系。

5. 急性肾盂肾炎的常见感染途径是什么？分析其病变特点及临床病理联系。

6. 分析慢性肾盂肾炎的病理变化特点、临床病理联系及结局。

（五）作业

下图为某一病变的镜下轮廓，试写出其病理诊断；用红蓝铅笔完成该病变的绘制，并对主要病变进行描述。

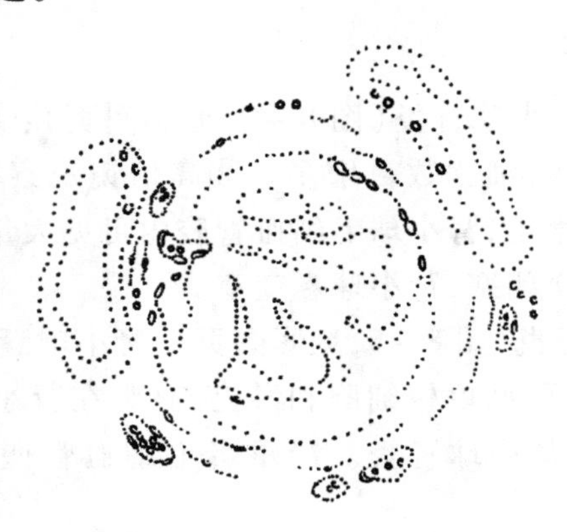

病理诊断：
染色方法：
放大倍数：
主要病变描述：

（魏晶晶　童小华）

实验九　传染病

一、实验目的

1. 掌握结核病的基本病变特征、播散途径及转归规律。

2. 学会观察原发性肺结核及肺外器官结核的形态特点，并知道其好发部位；学会观察伤寒、细菌性痢疾的大体及镜下形态特点。

3. 学会辨别继发性肺结核的病变类型、特点。

4. 学会分析原发性肺结核、继发性肺结核的蔓延扩散规律，以及伤寒、细菌性痢疾的临床病理联系。

二、实验内容

（一）实验前准备

对本章基本理论知识进行复习，掌握结核病的基本病变特点及其转归规律，原发性肺结核的病变特征，继发性肺结核的病变类型及病变特征，伤寒、细菌性痢疾的病变特征及其临床病理联系；对实验课上涉及的基本病变大体标本、组织切片有粗略的认识和理解。

（二）大体标本观察

1. 原发性肺结核：原发病灶位于肺上叶中部近胸膜处，可见直径约 2 cm 的灰黄色圆形病灶，并引起局部淋巴管炎及肺门淋巴结结核，称为原发综合征，呈哑铃状（图 9－1，见彩图页）。

2. 血行播散型肺结核：该标本肺叶内可见多数散在灰黄色粟粒大小的圆形结节，大小一致，界限清楚（图 9－2，见彩图页）。

3. 慢性纤维空洞性肺结核：病变肺叶可见一个或多个厚壁空洞，大小不一，形状不规则，壁薄厚不均，空洞较为陈旧，内壁干酪样坏死已脱落干净，空洞之间肺组织可见显著纤维组织增生，肺纤维化明显。病变分布一般是上重下轻，新、旧病灶交织存在（图 9－3，见彩图页）。

4. 干酪性肺炎：病变肺叶切面可见大小不一、灰白色至灰黄色不规则形干酪样坏死灶，弥漫分布于整个肺叶，呈实变状，肺脏正常结构消失（图 9－4，见彩图页）。

5. 肺结核球：肺叶内可见一孤立的、有纤维包裹的、境界清楚的球形干酪样坏死病灶，病灶直径 2～5 cm，单个存在（可与周围型肺癌鉴别）（图 9－5，见彩图页）。

6. 浸润性肺结核：肺上叶上部可见一黄白色干酪样病灶，周围边界模糊，无明显纤维包膜（图 9－6，见彩图页）。

7. 肺外器官结核:主要观察以下内容。

(1)溃疡型肠结核:多发生于回盲部,黏膜面可见溃疡,呈环形或带状,其长轴与肠的长轴垂直,边缘参差不齐,可深达肌层或浆膜层,底部可见干酪样坏死物质,愈合后易引起肠道狭窄(图 9-7,见彩图页)。

(2)肾结核:肾脏体积增大,切面皮、髓质分界不清,肾实质内有大小不一的干酪样坏死灶,肾脏结构被破坏,坏死物质液化破溃入肾盂、肾盏而形成大小不等的空洞(图 9-8,见彩图页)。

8. 肠伤寒(图 9-9,见彩图页):主要观察以下内容。

(1)髓样肿胀期:肠黏膜淋巴组织肿胀,形成椭圆形(集合淋巴小结)或圆形(孤立淋巴小结)隆起,突出黏膜表面,形成"脑回"样结构。

(2)坏死期:肿胀的淋巴组织中心发生坏死,坏死物质凝结成灰白或黄绿色干燥痂皮,因坏死边缘部分仍可呈髓样肿胀状态,故可呈堤状隆起。

(3)溃疡形成期:坏死物质脱落,形成与原来淋巴组织大小、形态一致的溃疡,溃疡呈圆形或椭圆形,边缘整齐,椭圆形者其长轴与肠的长轴平行,愈合后一般不会引起肠道狭窄。

9. 细菌性痢疾:肠黏膜的表层坏死,与大量渗出的纤维素以及中性粒细胞、红细胞、细菌等一起形成糠皮样假膜,并扩展融合成片(图 9-10,见彩图页)。

(三)病理切片观察

1. 血行播散型肺结核(图 9-11,见彩图页):主要观察以下内容。

(1)低倍镜观察:典型的结核结节中间是红染无结构的干酪样坏死物质,周围围绕胞质丰富的类上皮细胞及朗汉斯巨细胞,外层可见增生的成纤维细胞及淋巴细胞。

(2)高倍镜观察:上皮样细胞形态类似上皮细胞,胞体较大,边界不清,细胞核呈肾形或椭圆形,胞质丰富;朗汉斯巨细胞散在于上皮细胞之间,胞体较大,细胞核数目多且不等,排列于细胞的一侧,呈花环状或马蹄形。

2. 干酪性肺炎:病变肺叶内可见大范围均质、红染、无结构的干酪样坏死物质,肺组织结构被破坏(图 9-12,见彩图页)。

3. 肠伤寒(图 9-13,见彩图页):主要观察以下内容。

(1)低倍镜观察:肠黏膜层内淋巴小结中有大量增生的巨噬细胞(伤寒细胞),聚集成团,形成伤寒肉芽肿,与周围组织界限不清楚。

(2)高倍镜观察:伤寒细胞特点为细胞大,呈圆形或椭圆形,胞质丰富,红染,细胞核呈圆形或肾形,胞质内常可见吞噬的淋巴细胞、红细胞和坏死细胞碎片。

4. 细菌性痢疾:假膜主要为渗出的大量纤维素,坏死的肠表面黏膜及细菌、中性粒细胞、红细胞等(图 9-14,见彩图页)。

(四)思考题

1. 原发性肺结核的好发年龄及其 X 线表现是什么?

2. 原发性肺结核蔓延扩散的主要方式是什么？

3. 急性血行播散型肺结核与慢性血行播散型肺结核在发病机制上有什么不同？

4. 慢性纤维空洞性肺结核是如何发展而来的？试分析其病变特征。

5. 干酪性肺炎的发生机制及预后有哪些？

6. 肺结核球是否属于临床痊愈，为什么？你认为肺结核球是否需要进一步治疗，为什么？

7. 浸润性肺结核的发生、发展的规律有哪些？

8. 肺外结核病的好发部位有哪些？试分析肠结核、肾结核的临床病理联系。

9. 肠伤寒为何容易形成溃疡？患者可出现哪些严重并发症？肠伤寒性溃疡与肠结核性溃疡有什么不同？

10. 细菌性痢疾的典型临床表现及特征性病变有哪些？

（五）作业

下图为某一病变的镜下轮廓，试写出其病理诊断；用红蓝铅笔完成该病变的绘制，并对主要病变进行描述。

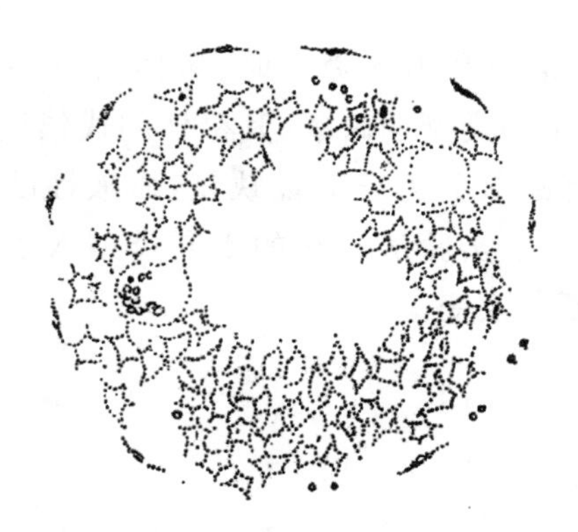

病理诊断：

染色方法：

放大倍数：

主要病变描述：

（庞　乐　童小华）

第二部分 病理生理学实验

实验十 缺 氧

一、实验目的

1. 学会复制低张性缺氧、血液性缺氧、组织性缺氧的动物模型。

2. 学会观察缺氧对动物呼吸的影响及血液颜色变化,能够分析不同类型缺氧发生的主要原因、机制及对机体的影响。

3. 学会观察温度变化和中枢神经系统功能状态对缺氧耐受性的影响;阐述影响机体对缺氧耐受性的因素,氧疗及临床冬眠、低温治疗的意义。

二、实验原理

1. 当组织供氧不足或组织利用氧障碍时,机体的机能和代谢可发生异常变化,这种病理过程称为缺氧。不同类型的缺氧,其机体的代偿适应性反应和症状也不同。根据缺氧原因的不同,可将缺氧分为乏氧性缺氧、血液性缺氧、循环性缺氧和组织性缺氧四种类型(图 10－1)。本实验从缺氧的不同类型入手,观察各型缺氧导致的呼吸变化以及皮肤、黏膜的颜色改变。

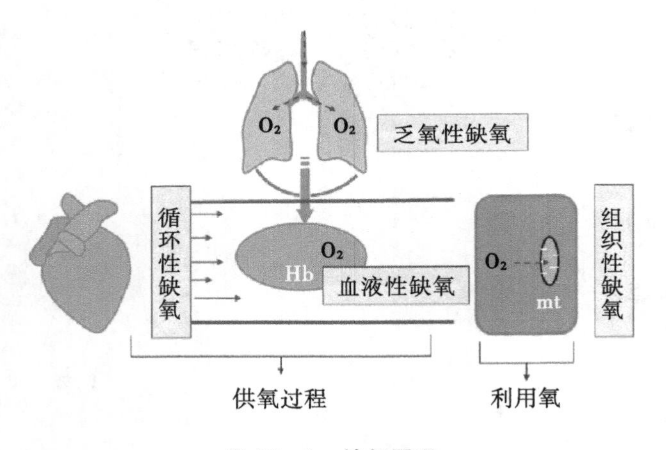

图 10－1 缺氧原理

2. 影响机体对缺氧耐受性的因素有很多,如年龄、机体的代谢、功能状况以及锻炼适应等。本实验通过控制动物的不同代谢状况、中枢神经系统功能和环境温度,观察不同条件下动物对缺氧耐受性的变化。

三、药品与器材

缺氧瓶、钠石灰、简易一氧化碳发生装置、500 mL 广口瓶、2 mL 和 5 mL 吸管、1 mL注射器、酒精灯、白瓷板、吸管、弯盘、镊子、分液漏斗、三角烧瓶、橡皮管、剪刀、甲酸、浓硫酸、5% 亚硝酸钠、1% 美兰、生理盐水、1% 咖啡因、0.25% 氯丙嗪。

四、实验动物

小鼠(清洁级)。

五、实验步骤

1. 低张性缺氧:具体如下。

(1)取钠石灰少许(约 5 g)及小鼠 1 只放入缺氧瓶内,观察小鼠的一般情况(如呼吸频率,深度,皮肤、耳缘、尾巴及口唇的颜色等)。

(2)塞紧瓶塞,记录时间,每 3 ~5 分钟观察上述指标一次(如有其他变化则随时记录),直至小鼠死亡。

2. 一氧化碳中毒性缺氧:具体如下。

(1)按图 10 -2 装好一氧化碳发生装置。

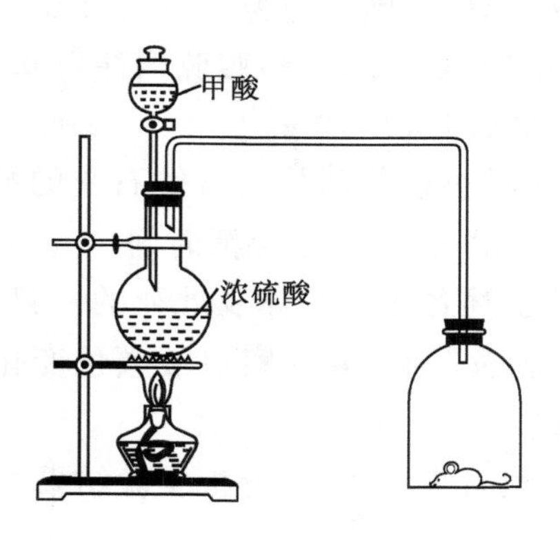

图 10 -2 一氧化碳发生装置示意图

(2)将 1 只小鼠放入广口瓶中,观察其正常表现并记录,然后与一氧化碳发生装置连接。

(3)取甲酸(HCOOH)3 mL 放入试管内,加入浓硫酸 2 mL 并塞紧瓶塞,用酒精灯加热(注意:加热时不可过热至沸腾)。

反应式:$HCOOH \xrightarrow[\Delta]{浓 H_2SO_4} H_2O + CO\uparrow$

(4)观察指标与方法同低张性缺氧。

3. 亚硝酸盐中毒性缺氧:具体如下。

(1)取体重相近的 2 只小鼠,观察正常表现后,各向其腹腔内注入 5% 亚硝酸钠

0.3 mL后,立即再向其中一只腹腔内注入1%美兰溶液0.3 mL,另一只注入生理盐水0.3 mL。

(2)观察指标与方法同低张性缺氧,比较两鼠表现及死亡时间有无差异并记录。

4. 氰化物中毒性缺氧:具体如下。

(1)取小鼠2只,观察正常表现后,腹腔注射0.1%氰化钾0.2 mL。

(2)观察小鼠的一般情况,指标及方法同低张性缺氧。

(3)待小鼠出现四肢软瘫时,立即取一只,向其腹腔内注入10%硫代硫酸钠0.4 mL,向另一只注射等量生理盐水。

(4)观察两只小鼠上述的变化(同低张性缺氧)及死亡时间并记录。

5. 环境温度变化对缺氧耐受性的影响:具体如下。

(1)取体重相近的小鼠3只,缺氧瓶3个,瓶内各放入钠石灰少许。

(2)取500 mL烧瓶2只,一只加入碎冰块和冷水,将杯内水温调至0~4 ℃,另一只加入热水,将温度调至40~42 ℃。

(3)将3只小鼠称重后分别装入缺氧瓶内,将缺氧瓶中的2只小鼠分别放于盛有冰水或热水的烧瓶内,另一只置室温中,塞紧瓶塞后开始计时。

(4)持续观察各鼠在瓶子中的活动情况,直至小鼠死亡,记录存活时间。

6. 中枢神经系统状态对缺氧耐受性的影响:具体如下。

(1)取体重相近的小鼠3只,分别标记为甲、乙、丙鼠,并做如下处理。①甲鼠:腹腔内注射1%咖啡因0.1 mL/10 g。②乙鼠:腹腔内注射0.25%氯丙嗪0.1 mL/10 g。③丙鼠:腹腔内注射生理盐水0.1 mL/10 g。

(2)待小鼠安静后,将3只小鼠分别放入有钠石灰的缺氧瓶内,密闭后开始观察活动情况并开始计时,直至小鼠死亡,记录存活时间。

7. 观察血液的颜色:将上述各小鼠尸体及处死的一只正常小鼠的尸体的胸腹腔依次用组织剪剪开,暴露心脏及肝脏,并观察血液颜色变化,比较各种类型缺氧及正常小鼠的血液颜色有何不同。

8. 结果及分析:将结果填入表格中,并分析实验结果。

六、实验结果

将实验结果填入表10-1中,并对实验结果进行分析(表10-2)。

表10-1　实验结果记录表

缺氧种类	呼吸频率/(次/10秒)						存活时间/分钟	皮肤黏膜颜色	肝脏、血液颜色
	实验前	1分钟	3分钟	5分钟	7分钟	9分钟			
低张性缺氧									
CO中毒									
亚硝酸钠中毒									
氰化物中毒									

表 10－2　机体状况不同对缺氧的影响

处理因素	体重/g	中枢神经系统变化	存活时间 /分钟
咖啡因			
氯丙嗪			
生理盐水			
置热水中			
置冰水中			

七、实验结果讨论及思考

1. 各种模型所致缺氧的发生机制是什么？

2. 实验步骤 2 中，解剖小鼠尸体有何发现？其血液颜色有何变化，为什么？

3. 实验步骤 3 中，两只小鼠是否都会死亡？如有存活，其机制是什么？

4. 在本次实验中，你能总结出影响缺氧耐受性的因素有哪些吗？影响缺氧耐受性的因素中，小鼠死亡的顺序是怎样的？其产生的原理是什么？

5. 缺氧对呼吸系统的影响有哪些？

6. 在 CO 生成实验中，为什么用酒精灯加热时不能过热？如果煤气泄漏，对中毒者进行早期抢救处理的原则应注意什么？

7. 亚硝酸钠中毒引起缺氧时，具有针对性的抢救治疗措施有哪些？

8. 氰化物中毒的机制是什么？

八、注意事项

1. 从鼠笼捉拿小鼠时，应提防被其咬伤，用右手抓鼠尾，提起小鼠后置于鼠笼上，将鼠尾略向后拉，用左手的拇指、食指、中指抓住小鼠两耳后项背部皮毛，以无名指及小指夹住鼠尾即可。

2. 缺氧瓶一定要密闭，可用凡士林涂在瓶塞外面。

3. 氰化钾有剧毒，勿沾染皮肤、黏膜，特别是破损处。实验后将物品洗涤干净。

4. 对小鼠进行腹腔注射应稍靠左下腹，勿损伤肝脏，但也应避免将药液注入肠腔或膀胱。

5. CO 中毒性缺氧模型加热时要缓慢均匀，滴入浓硫酸要缓慢均匀，以免 CO 产生过多过快。

（魏晶晶）

实验十一　家兔空气栓塞

一、目的要求

1. 通过空气栓塞实验，记住栓子运行途径、空气栓塞的部位及后果。

2. 学会观察家兔空气栓塞时各器官的病理表现。

3. 通过对实验的观察分析，理解空气栓塞对机体的影响及产生的机制，为临床工作提供借鉴。

二、药品与器材

兔解剖台、纱布、注射器（10 mL）、5 号针头、7 号缝合丝线、手术剪、止血钳、手术刀、镊子、大烧杯。

三、实验动物

家兔（清洁级）。

四、实验步骤

1. 观察家兔的呼吸、角膜反射、瞳孔大小、唇色、四肢肌张力、精神状态等指标。

2. 将纱布润湿，用湿纱布擦拭家兔耳郭背面，使其暴露出耳缘和中部的静脉血管，向家兔耳缘静脉内注入 5 ~ 10 mL 空气（由家兔大小决定）。

3. 注射空气后 5 ~ 30 秒观察以下各项指标的变化情况，直至家兔死亡。

4. 待家兔呼吸停止后，立即剪开其胸腔（离胸骨左、右缘 1 ~ 2 cm 处切断肋骨），暴露其心脏，可见其心脏仍在收缩。

5. 剪开心包，结扎心脏的血管，并在远端剪断。游离出心脏，观察右心耳内是否有气泡；切开右心房或右心室，观察是否有血气泡沫涌出。

五、实验结果

将实验结果记录于表 11 – 1 中。

表 11 – 1　实验结果记录表

观察项目	呼吸	角膜反射	瞳孔大小	唇黏膜颜色	四肢肌张力	精神状态
实验前						
注气后						
解剖所见						

六、实验结果讨论及思考

1. 该空气栓子是怎样运行的？其可能导致什么部位的栓塞？
2. 家兔右心内泡沫是怎样形成的？
3. 向家兔耳缘静脉注入空气为什么会导致家兔死亡？
4. 临床工作中，静脉输液时应该注意什么问题？

七、注意事项

1. 实验过程中应注意安全。在使用手术刀时，应一手持刀，另一手持镊子。不能在使用手术刀时另一手徒手操作，以避免损伤。

2. 在打开胸腔后，尽量用手指分离内脏，不要使用剪刀等金属工具，以免造成静脉血管破裂，影响结果观察。

（魏晶晶）

下篇

习题

第一章　疾病概论

一、选择题

[A1 型题]

1. 只在生物学死亡期出现的变化是
   A. 心跳、呼吸停止　B. 颅神经反射消失　C. 延髓深度抑制
   D. 尸冷、尸僵和尸斑　E. 所有组织细胞仍保持微弱的代谢活动
2. 全脑功能的永久性停止称为
   A. 植物人状态　B. 濒死状态　C. 脑死亡
   D. 生物学死亡　E. 临床死亡
3. 能够促进疾病发生、发展的因素称为
   A. 疾病的危险因素　B. 疾病的病因　C. 疾病的条件
   D. 疾病的诱因　E. 疾病的内因
4. 濒死期时
   A. 脑干以上部位处于深度抑制状态　B. 延髓处于深度抑制状态
   C. 全脑功能永久性丧失　D. 脊髓功能处于抑制状态
   E. 小脑功能丧失
5. 染色体畸变是指
   A. 染色体量与结构的改变　B. 基因化学结构的改变
   C. 易患某种疾病的素质　D. 损伤胎儿生长发育的改变
   E. 免疫功能的改变
6. 疾病的发展方向取决于
   A. 病因的数量与强度　B. 存在的诱因　C. 机体的抵抗力
   D. 损伤与抗损伤力量的对比　E. 机体自稳调节的能力
7. 疾病发生必不可少的因素是
   A. 疾病的外因　B. 疾病的诱因　C. 疾病的危险因素
   D. 疾病的原因　E. 疾病的条件
8. 下述哪项不属于生物性致病因素
   A. 四氯化碳　B. 支原体　C. 细菌
   D. 血吸虫　E. 病毒
9. 下列哪项是诊断脑死亡的首要指标
   A. 瞳孔散大或固定　B. 脑电波消失，呈平直线　C. 自主呼吸停止
   D. 脑干神经反射消失　E. 不可逆性深昏迷
10. 血友病的致病因素属于

A. 生物性因素 B. 理化性因素 C. 社会－心理因素
D. 营养性因素 E. 免疫性因素

11. 基因突变是指
A. 染色体数量与结构的变化 B. 基因的化学结构改变
C. 易患某种疾病的素质 D. 损伤胎儿生长发育的有害因素
E. 免疫功能的增强

12. 导致青霉素过敏的致病因素属于
A. 生物性因素 B. 遗传性因素 C. 先天性因素
D. 免疫性因素 E. 营养性因素

13. 下列哪项不宜作为脑死亡的标准
A. 心跳停止 B. 自主呼吸停止 C. 脑电波消失
D. 大脑功能完全停止 E. 脑干功能停止

14. 红斑狼疮的致病因素属于
A. 生物性因素 B. 遗传性因素 C. 先天性因素
D. 免疫性因素 E. 营养性因素

15. 下述哪项属于患者的症状
A. 体温升高 B. 耳鸣 C. 白细胞升高
D. 呕吐 E. 肝大

[B 型题]

（16～19 题共用备选答案）
A. 疾病的诱因 B. 疾病的病因 C. 疾病的致病条件
D. 疾病的内因 E. 疾病的危险因素

16. 能够促进或阻碍疾病发生的因素称为
17. 能够引起疾病并决定其特异性的因素称为
18. 能够促进疾病发生的因素称为
19. 与疾病的发生密切相关的因素称为

（20～25 题共用备选答案）
A. 遗传性因素 B. 免疫性因素 C. 生物性因素
D. 营养性因素 E. 先天性因素

20. 艾滋病的致病因素属于
21. 心室间隔缺损的致病因素属于
22. 系统性红斑狼疮的致病因素属于
23. 乙型脑炎的致病因素属于
24. 青霉素过敏的致病因素属于
25. 脱水的致病因素属于

（26～30题共用备选答案）

A. 生物性致病因素　　B. 理化性致病因素　　C. 先天性致病因素

D. 遗传性致病因素　　E. 免疫性致病因素

26. 寄生虫属于

27. 烧伤属于

28. 损害胎儿生长发育的因素属于

29. 21三体综合征属于

30. 血友病属于

二、名词解释

1. 脑死亡

2. 病因

3. 健康

4. 诱因

5. 亚健康

三、简答题

1. 什么是脑死亡？试述脑死亡的诊断标准。

2. 举例说明疾病中损伤和抗损伤相应的表现和其在疾病发展中的意义。

（杨青青）

第二章　细胞组织的适应损伤修复

一、选择题

［A1 型题］

1. 慢性胃炎胃黏膜上皮转化为肠黏膜上皮属于哪种病变
   A. 钙化　B. 分化　C. 机化
   D. 化生　E. 变性
2. 肝细胞气球样变属于
   A. 玻璃样变性　B. 脂肪变性　C. 细胞水肿
   D. 黏液样变性　E. 以上都不对
3. 下列不符合二期愈合特点的是
   A. 组织缺损大　B. 有感染　C. 愈合时间长
   D. 愈合后形成白色线状瘢痕　E. 创缘不整齐
4. 易发生干性坏疽的器官是
   A. 阑尾　B. 肺　C. 肠管
   D. 足　E. 脑
5. 脂肪变性时脂滴的主要成分是
   A. 磷脂　B. 甘油三酯　C. 脂蛋白
   D. 胆固醇　E. 脂褐素
6. 虎斑心常发生的部位是
   A. 左心室内膜下和乳头肌　B. 右心室内膜下和乳头肌　C. 右心耳
   D. 右心房　E. 左心房
7. 细胞水肿发生的机制是
   A. 溶酶体受损　B. 线粒体受损　C. 高尔基器受损
   D. 核糖体受损　E. 细胞核受损
8. 组织坏死的主要标志是
   A. 间质的变化　B. 细胞膜的变化　C. 细胞核的变化
   D. 血管变化　E. 细胞质的变化
9. 液化性坏死好发的器官是
   A. 肝和肺　B. 脑和脊髓　C. 肺和脾
   D. 肾和心　E. 肺和肠
10. 若坏死灶太大，由周围增生肉芽组织包围，称为
    A. 空洞　B. 分离排出　C. 包裹
    D. 愈合　E. 钙化

11. 大块瘢痕可引起
A. 关节运动障碍　B. 器官表面凹陷　C. 器官变形
D. 腔室狭窄　E. 以上均可

12. 深部开放性损伤合并厌氧菌感染,称为
A. 液化性坏死　B. 干酪样坏死　C. 气性坏疽
D. 纤维素样坏死　E. 凝固性坏死

13. 健康的肉芽
A. 呈鲜红色　B. 对细菌的侵入有抵抗力　C. 触之易出血
D. 分泌物少　E. 以上都是

14. 肉芽组织的基本成分包括
A. 毛细血管和炎细胞　B. 成纤维细胞和肌成纤维细胞
C. 淋巴细胞和成纤维细胞　D. 肌成纤维细胞和毛细血管
E. 成纤维细胞和毛细血管

15. 以下不属于骨折愈合分期的是
A. 血肿形成期　B. 成骨形成期　C. 骨性骨痂形成期
D. 纤维性骨痂形成期　E. 骨痂改建期

[A2 型题]

16. 患者,男,43 岁,患有慢性肾炎,近年来症状加重,出现少尿、夜尿及贫血等表现,该患者肾脏会出现以下哪种病变
A. 肾脏体积增大、质地变硬　B. 肾脏体积缩小、质地软
C. 肾脏萎缩、颜色红　D. 肾脏萎缩、质地硬
E. 以上都不是

17. 良性高血压病患者长期不愈,全身血管出现的主要病变是
A. 大动脉硬化　B. 中动脉硬化　C. 小动脉黏液样变性
D. 细动脉玻璃样变性　E. 细动脉脂质沉积

18. 淋巴结结核属于
A. 脂肪坏死　B. 坏疽　C. 纤维素样坏死
D. 液化性坏死　E. 干酪样坏死

19. 患者,男,62 岁,诊断为动脉粥样硬化症十余年,现出现跛行,左下肢第二足趾逐渐变黑并疼痛。此足趾病变可能为
A. 玻璃样变性　B. 出血性梗死　C. 湿性坏疽
D. 干性坏疽　E. 黑色素瘤

20. 患者,男,53 岁,吸烟,经常咳嗽,以肺部感染入院,痰检发现脱落的气管黏膜上皮中有鳞状上皮,但细胞无异型性,此为
A. 痰中混有红细胞　B. 痰中混有心力衰竭细胞
C. 气管黏膜上皮鳞状化生　D. 气管黏膜上皮非典型增生

E. 气管黏膜上皮肠上皮化生

21. 患者，男，46 岁，长期饮酒，而后出现肝区疼痛，该患者肝脏的主要病变可能是哪一项
    A. 肝细胞嗜酸性变性　　B. 肝细胞脂肪变性
    C. 肝窦内巨噬细胞增生　　D. 肝细胞水样变性
    E. 肝小动脉透明变性

22. 患者，男，21 岁，食欲差，厌油腻，肝大，肝区疼痛，临床诊断为急性普通性肝炎，此时患者肝出现的病变为
    A. 肝细胞气球样变　　B. 肝细胞脂肪性变　　C. 肝细胞透明变
    D. 肝细胞碎块状坏死　　E. 肝细胞纤维组织增生

[B 型题]

（23～26 题共用备选答案）

A. 萎缩　　B. 肥大　　C. 增生　　D. 化生　　E. 机化

23. 一种分化成熟的组织细胞被另外一种分化成熟的组织细胞取代的过程，称为
24. 组织缺损后由邻近健康细胞分裂增生完成修复的过程，称为
25. 肉芽组织取代坏死组织、血栓或渗出物的过程，称为
26. 细胞组织体积的缩小，称为

（27～30 题共用备选答案）

A. 脂肪变性　　B. 玻璃样变性　　C. 细胞水肿
D. 黏液样变性　　E. 钙化

27. 虎斑心时心肌发生了
28. 高血压病患者常出现的病变是
29. 最常发生于肝脏的病变是
30. 气球样变是细胞发生了

二、名词解释

1. 化生
2. 肉芽组织
3. 变性
4. 机化
5. 坏疽

三、病例分析

患者，男，56 岁，4 年前确诊为脑动脉粥样硬化。患者 6 天前发现左侧上、下肢麻木，活动不自如，1 天前出现左侧上、下肢麻痹，无法活动，被诊断为脑血栓形成。

请分析在疾病的发展过程中，其脑组织可能发生的病理变化、病变特点及发生机制。

（郭晓华）

第三章　局部血液循环障碍

一、选择题

[A1 型题]

1. 槟榔肝是由什么引起的

A. 肝脂肪变性　B. 肝水样变性　C. 门脉性肝硬化　D. 慢性肝淤血　E. 坏死后性肝硬化

2. 下列哪项不是慢性淤血的后果

A. 实质细胞的增生　B. 出血　C. 含铁血黄素沉积　D. 间质细胞增生　E. 可并发血栓形成

3. 下列哪个器官易发生出血性梗死

A. 心　B. 肾　C. 肺　D. 脑　E. 脾

4. 股静脉血栓脱落常栓塞

A. 下腔静脉　B. 右下肢大静脉　C. 右心房　D. 右心室　E. 肺动脉

5. 下列梗死中,哪项属于液化性坏死

A. 肺梗死　B. 脑梗死　C. 肠梗死　D. 肾梗死　E. 脾梗死

6. 右心衰竭时引起淤血的器官主要是

A. 肺、肝及胃肠道　B. 肝、脾及胃肠道　C. 脑、肺及胃肠道　D. 肾、肺及胃肠道　E. 脾、肺及胃肠道

7. 肺栓塞的后果包括以下几点,但除外

A. 猝死　B. 肺梗死　C. 间质性肺炎　D. 肺动脉高压　E. 右心房扩大

8. 右上肢静脉血栓脱落主要栓塞于

A. 肺动脉　B. 脑动脉　C. 肝动脉　D. 心冠状动脉　E. 以上均不是

9. 栓子是

A. 循环血液内脱落的血栓　B. 循环血液内脱落的菌落　C. 循环血液内不溶于血液的异物　D. 循环血液内的脂肪和空气　E. 以上都不是

10. 右下肢静脉血栓脱落主要栓塞于

A. 肺动脉　B. 下腔静脉　C. 右心房

D. 右心室 E. 右下肢大静脉

11. 股静脉血栓形成时,下述哪种结局不易发生
    A. 阻塞血流 B. 机化 C. 脱落
    D. 钙化 E. 血流完全恢复正常
12. 下述哪项是错误的
    A. 双重血液循环的器官不易发生梗死
    B. 全身血液循环障碍对梗死的形成无影响
    C. 动脉痉挛可促进梗死的形成
    D. 有效侧支循环的建立可防止梗死的发生
    E. 梗死多由动脉阻塞引起
13. 心衰细胞是由于
    A. 心衰时肺泡内巨噬细胞吞噬了红细胞
    B. 心衰时肺泡内巨噬细胞吞噬了尘埃颗粒
    C. 心衰时肺泡内巨噬细胞吞噬了纤维素样坏死物
    D. 心衰时巨噬细胞的集聚
    E. 以上都不是
14. 慢性肺淤血的镜下改变,下列哪一项应该除外
    A. 肺泡腔内有心衰细胞 B. 肺泡壁增宽
    C. 肺泡壁毛细血管扩张充血 D. 切面为棕红色
    E. 肺内支气管扩张
15. 下述因素与血栓形成无关的是
    A. 血管内膜损伤 B. 血流缓慢 C. 血小板数量增多
    D. 癌细胞崩解产物 E. 纤维蛋白溶酶增加

[A2 **型题**]

16. 患者,女,26 岁,在分娩过程中突然出现呼吸困难,口唇及四肢末端青紫,抢救无效死亡,尸检时发现患者皮肤有弥漫性瘀斑,肺血管中有角化上皮等物。此患者的死因可能是下列哪一种
    A. 血栓栓塞 B. 气体栓塞 C. 脂肪栓塞
    D. 羊水栓塞 E. 瘤细胞栓塞
17. 患者,男,25 岁,饭后立即打篮球,突感腹部剧烈疼痛,紧急入院后诊断为肠扭转,如不及时治疗,可引起肠壁发生
    A. 干性坏疽 B. 湿性坏疽 C. 气性坏疽
    D. 贫血性梗死 E. 出血性梗死
18. 患者,男,50 岁,与人争吵后突发心肌梗死,入院医治无效死亡,家属要求进行尸检,尸检中梗死灶的肉眼形状常为
    A. 楔形 B. 锥体形 C. 不规则形

D. 节段形　　E. 点灶状

19. 患者,女,75 岁,下肢静脉血栓 15 年,晨练后突然出现呼吸困难,面色青紫,入院后诊断为肺梗死,引起梗死最常见的原因是

A. 血栓栓塞　　B. 动脉痉挛　　C. 血管受压闭塞

D. 淤血　　E. 动脉内膜炎

20. 患者,男,78 岁,发生肺出血性梗死入院。下列对肺出血性梗死的描述,哪一项是错误的

A. 多有严重肺淤血的前提　　B. 多位于肺下叶　　C. 梗死灶呈锥体形

D. 多由肺动脉分支阻塞引起　　E. 多由支气管动脉阻塞引起

21. 张某,男,20 岁,初次进行潜水训练,因经验不足从深水中快速升到水面,这种情况最容易发生

A. 脂肪栓塞　　B. 血栓栓塞　　C. 羊水栓塞

D. 空气栓塞　　E. 瘤细胞栓塞

22. 李先生,35 岁,因发生严重车祸导致股骨骨折,入院后出现胸闷、气促、咯血,经检查发现肺水肿、肺出血及肺不张,则导致这些症状和体征的原因可能是

A. 细菌入侵机体　　B. 肺癌早期　　C. 脂肪栓塞

D. 隐性遗传病　　E. 肺结核

[B 型题]

(23 ~26 题共用备选答案)

A. 空气栓塞　　B. 脂肪栓塞　　C. 血栓栓塞

D. 羊水栓塞　　E. 异物栓塞

23. 心肌梗死常由哪项引起

24. 异常分娩时可发生

25. 骨折时可发生

26. 减压病时可发生

(27 ~31 题共用备选答案)

A. 风湿性心瓣膜上的疣状赘生物　　B. DIC 的微血栓

C. 静脉内血栓体部　　D. 静脉内血栓尾部

E. 静脉石

27. 透明血栓为

28. 红色血栓为

29. 白色血栓为

30. 混合血栓为

31. 易致心瓣膜病的是

二、名词解释

1. 槟榔肝

2. 心衰细胞
3. 血栓
4. 栓子
5. 肺褐色硬化
6. 梗死
7. 透明血栓

三、病例分析

患者，男，57 岁，夜间睡眠中突感呼吸困难，被迫坐起，咳嗽，咳粉红色泡沫痰，急诊入院。查体：面色苍白，口唇发绀，额部大量冷汗，血压 185/95 mmHg，心界向左下明显扩大，心率 120 次/分，律齐，两肺布满湿啰音及哮鸣音。

请分析该疾病可能是什么？在疾病的发展过程中，请分析肺可能发生的病变、病变特点及发生机制。

（杨青青）

第四章　炎　症

一、选择题

［A1 型题］

1. 最常见的致炎因子是

A. 物理性因素　B. 生化性因素　C. 免疫性因素　D. 机械性因素　E. 生物性因素

2. 肛门周围深部脓肿可发生

A. 溃疡　B. 瘘管　C. 炎性息肉　D. 空洞　E. 糜烂

3. 以下不符合炎症渗出液的描述是

A. 液体混浊　B. 液体比重高　C. 液体内不含细胞　D. 液体内蛋白含量高　E. 液体静置后凝固

4. 溶血性链球菌最常引起

A. 坏死性炎　B. 假膜性炎　C. 蜂窝织炎　D. 脓肿　E. 出血性炎

5. 急性炎症反应中，最先出现的血管变化是

A. 血管扩张　B. 血流缓慢　C. 血流加快　D. 血管收缩　E. 血流停滞

6. 急性炎症反应中，最先渗出的是

A. 中性粒细胞　B. 球蛋白　C. 白蛋白　D. 纤维蛋白　E. 单核细胞

7. 白喉杆菌感染可引起

A. 浆液性炎　B. 蜂窝织炎　C. 脓肿　D. 纤维素性炎　E. 肉芽肿性炎

8. 体腔内大量脓液蓄积，称为

A. 蜂窝织炎　B. 脓肿　C. 痈　D. 表面化脓　E. 积脓

9. 卡他性炎是指

A. 局灶性化脓性炎　B. 黏膜浆液、黏液渗出的炎症　C. 体腔大量脓液蓄积的炎症　D. 疏松组织的弥漫性化脓性炎　E. 大量纤维蛋白渗出的炎症

10. 趋化作用是指

A. 白细胞靠边　B. 白细胞附壁　C. 白细胞游出

D. 白细胞定向运动　　E. 白细胞吞噬作用

11. 不符合炎症介质的描述是
A. 引起血管扩张　　B. 导致组织损伤　　C. 趋化作用
D. 引起血管增生　　E. 引起发热和疼痛

12. 脓肿是指
A. 急性痢疾杆菌的典型肠病变　　B. 疏松组织的弥漫性化脓性炎症
C. 体腔大量脓液潴留　　D. 黏膜浆液、黏液渗出
E. 局灶性大量中性粒细胞浸润及组织坏死液化

13. 炎症的本质是
A. 代偿　　B. 修复　　C. 防御
D. 适应　　E. 增生

14. 以下符合慢性炎症描述的是
A. 起病急　　B. 病程短　　C. 以增生性病变为主
D. 常以粒细胞浸润为主　　E. 局部血管通透性增加

15. 不引起异物性肉芽肿的是
A. 手术缝线　　B. 滑石粉　　C. 石棉
D. 木刺　　E. 细菌团

[A2 型题]

16. 患儿，女，7 岁，右手不慎烫伤后红肿、疼痛，2 小时后起水疱。其病变为
A. 出血性炎　　B. 变质性炎　　C. 炎性积液
D. 炎性水肿　　E. 蜂窝织炎

17. 患者，男，31 岁，患风湿病 6 年。心脏听诊可闻及心包摩擦音，心包腔渗出物的主要成分为
A. 淋巴细胞　　B. 纤维素　　C. 中性粒细胞
D. 单核细胞　　E. 红细胞

18. 患者，女，36 岁，颈部淋巴结肿大，行手术切除。肿大的淋巴结内可见淡黄色、质软的干酪样坏死，镜下见其形成结核结节。符合淋巴结病变的描述是
A. 化脓性炎　　B. 纤维素性炎　　C. 浆液性炎
D. 肉芽肿性炎　　E. 出血性炎

19. 患者，女，26 岁，颈部红肿 6 天，查体时发现颈部皮肤红肿区约 5 cm × 7 cm，表面可见多个脓头，压痛明显。该病变符合
A. 疖　　B. 痈　　C. 蜂窝织炎
D. 淋巴管炎　　E. 皮肤结核病

20. 患者，男，32 岁，行阑尾切除术后，残留在体内的缝线周围的病理改变是
A. 机化　　B. 炎性假瘤　　C. 肉芽肿性炎
D. 化脓性炎　　E. 蜂窝织炎

21. 患者，女，30 岁，分娩后 3 个月。患者 1 个月前左乳外上象限出现红、肿、热、痛，经热敷后病变局限。查体时，左乳外上象限有一直径 3 cm 的结节，有波动感。其穿刺液内可见

A. 大量红细胞　B. 大量中性粒细胞　C. 大量单核淋巴细胞

D. 大量清亮液体　E. 大量浆细胞

22. 患者，女，24 岁，发热、头痛、乏力、食欲不振和末梢白细胞增多，腹痛、腹泻，里急后重，排便次数增多，数小时后休克。该患者可能患有

A. 神经炎　B. 肝炎　C. 肺炎

D. 肾炎　E. 细菌性痢疾

[B 型题]

（23～25 题共用备选答案）

A. 黏膜的浆液性炎　B. 皮肤烫伤，形成水疱

C. 体腔内蓄积大量液体　D. 伤口表面有脓苔

E. 黏膜表面有以坏死组织、纤维素、炎细胞为主的炎症

23. 腹水时

24. 感冒时

25. 假膜性炎时

（26～28 题共用备选答案）

A. 炎性积液　B. 假膜性炎　C. 大量红细胞漏出

D. 脓腔形成　E. 渗出物中有大量红细胞

26. 结核性腹膜炎有

27. 白喉有

28. 脑脓肿有

（29～34 题共用备选答案）

A. 局灶性大量中性粒细胞浸润及该处组织坏死液化

B. 疏松组织的弥漫性化脓性炎症

C. 体腔内蓄积大量脓液

D. 黏膜的浆液渗出

E. 急性菌痢的典型结肠病变

29. 卡他性炎有

30. 蜂窝织炎有

31. 脓肿有

32. 纤维素性炎有

33. 渗出性炎有

34. 易形成假膜的是

二、名词解释

1. 绒毛心

2. 窦道
3. 脓肿
4. 败血症
5. 炎症介质

三、简答题

1. 试以皮肤疖肿为例，分析炎症的转归与结局。
2. 简述炎症局部的临床表现及其机制。
3. 试述纤维素性炎的好发部位、病变特点和结局。

（杨青青）

第五章　肿　瘤

一、选择题

［A1 型题］

1. 癌是指
   A. 所有的恶性肿瘤
   B. 来源于上皮组织的恶性肿瘤
   C. 间叶组织的恶性肿瘤
   D. 白血病
   E. 淋巴肉瘤
2. 恶性肿瘤的生长方式为
   A. 多为外生性生长或膨胀性生长
   B. 浸润性生长
   C. 膨胀性生长
   D. 外生性生长
   E. 浸润性生长或外生性生长
3. 一般来说,肿瘤分化程度越高则
   A. 恶性程度越低,异型性越小
   B. 恶性程度越高,异型性越大
   C. 恶性程度越低,异型性越大
   D. 恶性程度越高,异型性越小
   E. 肿瘤的分化程度与恶性程度无关
4. 癌的转移途径是
   A. 直接蔓延
   B. 淋巴道转移
   C. 血道转移
   D. 种植性转移
   E. 支气管扩散
5. 诊断肿瘤最可靠的方法是
   A. X 线检查
   B. 脱落细胞学检查
   C. 磁共振成像
   D. 活组织检查
   E. B 超
6. 间叶组织来源的恶性肿瘤属
   A. 腺瘤恶性变
   B. 癌
   C. 瘤样病变
   D. 肉瘤
   E. 囊腺瘤
7. 下述哪项不属于恶性瘤的特点
   A. 生长快
   B. 膨胀性生长
   C. 浸润性生长
   D. 转移
   E. 瘤细胞分化低
8. 下述不是来自上皮组织的是
   A. 骨瘤
   B. 皮肤乳头状瘤
   C. 膀胱乳头状瘤
   D. 鳞状细胞癌
   E. 肠腺瘤
9. 下述哪项不是肿瘤
   A. 乳头状瘤
   B. 血管瘤
   C. 乳腺纤维腺瘤
   D. 黑色素瘤
   E. 动脉瘤

10. 下列哪项不是致癌因子
A. 矽尘 B. 紫外线 C. 亚硝胺
D. X线 E. 病毒
11. 下列哪类肿瘤不发生转移
A. 精原细胞癌 B. 早期浸润癌 C. 原位癌
D. 膀胱癌 E. 白血病
12. 癌显微镜下的组织学特点是
A. 癌细胞弥散分布 B. 形成癌细胞团,称为癌巢
C. 癌细胞呈放射状排列 D. 癌细胞萎缩 E. 癌细胞嗜酸染色
13. 肉瘤的主要转移途径是
A. 淋巴道 B. 血液循环 C. 胆道
D. 组织间隙 E. 体腔
14. 下列哪项是癌转移的主要途径
A. 体腔 B. 组织间隙 C. 血液循环
D. 淋巴道 E. 胆道
15. 溃疡型胃癌的直径
A. 大于2.5 cm B. 小于2.5 cm C. 小于2 cm
D. 等于1 cm E. 大于1 cm
16. 恶性肿瘤镜下可见
A. 细胞核体积变小 B. 核碎裂 C. 病理性核分裂
D. 核溶解 E. 核淡染
17. 原位癌属于
A. 尚未突破基底膜的癌 B. 转移癌 C. 浸润癌
D. 癌前病变 E. 良性肿瘤

[A2 型题]

18. 患者,男,43岁,行胃黏膜活组织检查,镜下见上皮全层非典型增生,尚未突破基底膜,并见少量病理性核分裂,应诊断为
A. 中度非典型增生 B. 胃原位癌 C. 癌前病变
D. 早期浸润癌 E. 重度胃炎
19. 患者,60岁,近一年咳嗽加剧,并有咯血症状,日渐消瘦,有吸烟史30年,疑为肺癌,以下哪项检查是不必要的
A. 脱落细胞检查 B. X线检查 C. CT检查
D. 支气管镜活检 E. 细胞培养
20. 张某,14岁,临床诊断为急性淋巴细胞性白血病,其病变性质多属于
A. 良性 B. 恶性 C. 交界性
D. 癌肉瘤 E. 癌前病变

[B 型题]

(21～24 题共用备选答案)

A. 分叶状 B. 乳头状 C. 结节状
D. 囊状 E. 息肉状

21. 皮下脂肪瘤为
22. 甲状腺腺瘤为
23. 卵巢肿瘤为
24. 结肠腺瘤为

(25～28 题共用备选答案)

A. 起源于上皮的恶性肿瘤 B. 起源于上皮的良性肿瘤
C. 起源于间叶组织的良性肿瘤 D. 起源于间叶组织的恶性肿瘤
E. 起源于胎盘组织的恶性肿瘤

25. 脂肪瘤、平滑肌瘤、软骨瘤是
26. 白血病是
27. 横纹肌瘤、骨肉瘤是
28. 膀胱癌、肺癌、皮肤癌、肝癌是

二、名词解释

1. 异型性
2. 原位癌
3. 转移
4. 癌巢
5. 呼吸功能不全和呼吸衰竭

三、病例分析

患者,男,56 岁,腹泻、腹痛 8 年余,经乙状结肠镜检查,诊断为结肠多发性息肉,1 天前出现左侧上、下肢麻痹,无法活动,被诊断为脑血栓形成。其父亲、弟弟患同样疾病。

病理检查:肿块阻塞肠腔,呈菜花状,切面灰白色,质地较硬,有出血和坏死,浸润达肠浆膜,结肠黏膜面有黄豆至花生米大小的多发性息肉数十个。肿块镜检:细胞呈柱状,大小不一,排列呈腺管状,腺体大小不一,细胞层次增多,失去极性,瘤细胞核大、深染,病理性核分裂象多个。

请分析该患者肿瘤是如何发生、发展的。你认为如何可以预防此肿瘤?

(刘志宏 祁晓民)

第六章　发　热

一、选择题

［A1 型题］

1. 发热的病因最多见于
   A. 感染　B. 变态反应　C. 内分泌代谢障碍
   D. 体温调节中枢功能紊乱　E. 机械性损伤
2. 体温调节的高级中枢位于
   A. 脊髓　B. 中脑　C. 脑桥
   D. 延髓　E. 视前区下丘脑前部
3. 体温 39 ℃以上，日温差 2 ℃以上，波动度大，属于
   A. 不规则热　B. 稽留热　C. 间歇热
   D. 弛张热　E. 波状热
4. 内源性致热原的成分是
   A. 矿物质　B. 糖类　C. 脂肪类
   D. 白细胞介素 -1　E. 以上都不对
5. 发热是体温调定点
   A. 上移，引起的主动性体温升高　B. 下移，引起的主动性体温升高
   C. 上移，引起的被动性体温升高　D. 下移，引起的被动性体温升高
   E. 不变，引起的主动性体温升高
6. 下述哪种情况的体温升高属于发热
   A. 妇女月经前期　B. 妇女妊娠期　C. 剧烈运动后
   D. 中暑　E. 流行性感冒
7. 体温上升期的热代谢特点是
   A. 散热减少，产热增加，体温升高
   B. 产热减少，散热增加，体温升高
   C. 散热减少，产热增加，体温保持高水平
   D. 产热与散热在高水平上相对平衡，体温保持高水平
   E. 产热减少，散热增加，体温恒定
8. 高热持续期的热代谢特点是
   A. 散热减少，产热增加，体温升高
   B. 产热减少，散热增加，体温下降
   C. 散热减少，产热增加，体温保持高水平
   D. 产热与散热在高水平上相对平衡，体温保持高水平

E. 产热减少,散热增加,体温恒定

9. 体温下降期的热代谢特点是
   A. 散热减少,产热增加,体温下降
   B. 产热减少,散热增加,体温下降
   C. 散热减少,产热增加,体温保持高水平
   D. 产热与散热在高水平上相对平衡,体温保持高水平
   E. 产热减少,散热增加,体温恒定
10. 热型是根据下述哪项决定的
    A. 体温的高低　　B. 体温的上升速度　　C. 体温的持续时间
    D. 体温的曲线形态　　E. 体温的波动幅度
11. 外生致热原引起的发热主要是
    A. 激活局部的血管内皮细胞释放致炎物质
    B. 刺激局部的神经末梢,释放神经介质
    C. 直接作用于下丘脑的体温调节中枢
    D. 促进内生致热原的产生和释放
    E. 加速分解代谢,产热增加
12. 有关发热概念的描述,哪一项是正确的
    A. 体温超过正常值 0.5 ℃　　B. 产热过程超过散热过程
    C. 是临床上常见的一种疾病　　D. 由体温调节中枢调定点上移引起
    E. 由体温调节中枢调节功能障碍所致
13. 革兰氏阳性菌的致热物质主要是
    A. 全菌体和其代谢产物　　B. 脂多糖　　C. 肽聚糖
    D. 内毒素　　E. 全菌体和内毒素
14. 体温每升高 1 ℃,心率平均每分钟约增加
    A. 18 次　　B. 10 次　　C. 15 次
    D. 5 次　　E. 20 次
15. 体温每升高 1 ℃,基础代谢率将提高
    A. 3%　　B. 5%　　C. 10%
    D. 13%　　E. 15%

[A2 型题]

16. 患者,男,46 岁,近期感肌肉及关节疼痛、恶心、腹痛,3 天前出现高热,伴寒战、头痛、乏力、嗜睡。体温 39 ℃,持续数天后又骤然下降至正常水平。查体可见结膜充血,躯干和四肢有多数皮肤瘀点和紫斑,肝、脾大,偶见黄疸,全身乏力。该患者的热型为
    A. 稽留热　　B. 回归热　　C. 不规则热
    D. 周期热　　E. 波状热

17. 张某,男,27 岁,近日感肌肉酸痛、疲乏无力、头晕、头痛,2 天前出现头痛加剧、寒战。查体:体温 40 ℃,皮肤苍白,伴有皮肤温度下降,白细胞和嗜酸性粒细胞增多,无贫血和脾大。试问该患者体温升高属于哪期

A. 体温正常　　B. 高温持续期　　C. 体温下降期
D. 体温上升期　　E. 体温波动期

18. 韩某,男,34 岁,近日感手、足、面部特别是口周麻木,并有针刺样感觉。查体:体温 39 ℃,呼吸频率加快,Trousseau 征阳性,血气分析可见血液 pH 值明显增高,P_{CO_2}下降,[HCO_3^-]下降,SB、BE、BB 下降。该患者发生了

A. 代谢性酸中毒　　B. 呼吸性碱中毒　　C. 代谢性碱中毒
D. 混合性碱中毒　　E. 混合性酸中毒

19. 许某,女,68 岁,发热时轻时重,每天至少有一次超过 37.8 ℃,持续 3 周。近日伴有感染,并出现连续高热,应用抗生素和抗过敏药物后体温仍然未能下降至正常,放射免疫法测定持续血清 AFP≥400 μg/L。该患者体温升高的主要原因可能是

A. 感染　　B. 中毒　　C. 恶性肿瘤
D. 缺氧　　E. 寄生虫

20. 患者,男,62 岁,工人,发热、咳嗽 4 天。患者 4 天前淋雨受凉后,出现寒战、发热,体温高达 40 ℃,伴咳嗽、咳痰,痰量不多,为白色黏液痰,无胸痛、咽痛及关节疼痛。查体:体温 38.6 ℃,心率 100 次/分,呼吸 20 次/分,血压 124/85 mmHg。化验:血红蛋白 130 g/L,白细胞 11.8×10^9/L,尿常规、粪常规均未见异常。该患者的主要问题是

A. 咳嗽　　B. 咳痰　　C. 感染
D. 发热　　E. 受凉

[B 型题]

(21~23 题共用备选答案)

A. 产热大于散热　　B. 散热大于产热　　C. 产热和散热平衡
D. 产热增加　　E. 散热增加

21. 体温上升期的热代谢特点是
22. 体温下降期的热代谢特点是
23. 体温高峰期的热代谢特点是

(24~27 题共用备选答案)

A. 作用于体温调节中枢,使体温调定点上移
B. 作用于体温调节中枢,使 EP 产生和释放
C. 作用于产致热原细胞,使体温调定点上移
D. 作用于产致热原细胞,使 EP 产生和释放
E. 作用于体温调节中枢和产致热原细胞,使体温调定点上移

24. 本胆烷醇酮
25. IFN
26. IL－1
27. 内毒素

二、名词解释

1. 内生致热原
2. 发热
3. 热型
4. 发热激活物
5. 稽留热

三、简答题

1. 发热过程可分为哪三个时相？每个时相热代谢有何特点？
2. 何谓发热？发热有什么临床意义？
3. 体温升高是否就是发热？为什么？

四、病例分析

张某，男，45岁，2天前自觉体温升高，伴咽痛、鼻塞及咳嗽，无呕吐与腹泻。查体：体温38.4 ℃，咽部有明显充血。心律齐，心率91次/分，未闻及杂音。两肺呼吸音清晰。腹平软，无压痛。肝脾未扪及。

请问：该患者的临床诊断是什么？原因有哪些？

（杨青青）

第七章　应　激

一、选择题

［A1 型题］

1. 应激是机体受到各种内、外环境因素刺激时所出现的一种

A. 特异性全身反应　B. 非特异性全身反应　C. 损害性全身反应

D. 代偿性全身反应　E. 防御性全身反应

2. 能作为应激原的是

A. 噪声　B. 心律失常　C. 精神性因素

D. 器官功能紊乱　E. 以上都是

3. 参加应激反应的关键性器官是

A. 心脏　B. 肺　C. 前列腺　D. 甲状腺　E. 肾上腺

4. 应激时下列何种激素可降低

A. 胰高血糖素　B. 胰岛素　C. 催乳素

D. ADH　E. β－内啡肽

5. 应激性溃疡的发生主要是因为

A. 幽门螺杆菌感染　B. 胃酸过多

C. 胃蛋白酶分泌过多，消化自身胃黏膜　D. 胃黏膜缺血和 H^+ 反向扩散

E. A 项＋B 项＋C 项

6. 应激时最核心的神经内分泌反应可能是

A. 肾上腺素的分泌　B. 去甲肾上腺素的分泌　C. CRH 的分泌

D. 胰岛素的分泌　E. 胰高血糖素的分泌

7. 全身适应综合征（GAS）的警觉期内，以下哪种激素分泌增多

A. 垂体加压素　B. 甲状腺素　C. 胰高血糖素

D. 糖皮质激素　E. 胰岛素

8. GAS 的警觉期的特点是

A. 胸腺、淋巴组织缩小　B. 皮质醇起主要作用

C. 机体的适应能力趋向衰退

D. 肾上腺皮质激素和儿茶酚胺均增加，机体处于最佳动员状态

E. 糖皮质激素受体数量和亲和力下降，机体内环境明显失衡

9. 心血管系统的应激反应常表现为

A. 心率减慢，心输出量下降　B. 心率加快，心输出量增加

C. 心率和心输出量皆无明显变化，但外周总阻力明显升高

D. 心率和心输出量皆无明显变化，但外周总阻力明显降低

E. 冠状动脉血流量下降，心肌缺血

10. 应激性溃疡是一种
    A. 消化性溃疡
    B. 外伤后的皮肤表浅溃疡
    C. 重病、重伤情况下出现的胃、十二指肠黏膜的表浅溃疡
    D. 心理应激时出现的口腔溃疡
    E. 癌性溃疡

11. 蓝斑－交感－肾上肾髓质系统的中枢位点是
    A. 肾上腺髓质　B. 腺垂体　C. 蓝斑
    D. 大脑边缘系统　E. 室旁核

[A2 型题]

12. 患者，男，42 岁，以急性胆囊炎合并胆囊结石入院并行手术治疗，手术后血压 67/48 mmHg，心率 130 次/分，出现呕血、柏油样便。血常规检查：血红蛋白下降，血细胞比容下降。大便隐血试验（+）。患者出现呕血、柏油样便最有可能的原因是
    A. 胆囊炎　B. 胆结石术后感染　C. 食管静脉曲张
    D. 急性胃溃疡　E. 应激性溃疡

13. 患者，女，14 岁，因考试成绩不及格被其家长训斥后，近期出现失眠、易怒、不思饮食、对声光刺激敏感、表情茫然、经常号啕大哭等表现。该患者的临床表现可能是
    A. 心理应激表现　B. 青春期表现　C. 精神障碍
    D. 神经症　E. 反应性应激障碍

14. 周某，女，33 岁，已婚，农民。2 周前与人发生争执，被人拳打脚踢，突然倒地，呼之不应，给予掐人中后苏醒，之后出现恐惧，发作时四肢发抖、坐卧不安，后送当地精神病院治疗，病情未缓解。精神检查：意识清楚，与人谈话时情绪低落、哭泣。该患者此类表现应是
    A. 广泛焦虑症　B. 惊恐障碍　C. 躯体化障碍
    D. 急性应激障碍　E. 适应障碍

15. 患者，男，56 岁，因“间断性心慌、胸闷、气短伴双下肢水肿 5 年，加重 9 个月”入院。查体：颈静脉怒张，口唇发绀，心电图提示心衰表现。行“室间隔缺损修补术、三尖瓣环缩术”后患者出现情绪激动、烦躁、话语增多、哭泣、认知功能下降等表现。该患者异常情绪的出现是因为
    A. 广泛焦虑症　B. 惊恐障碍　C. 应激性精神障碍
    D. 躯体化障碍　E. 适应障碍

[B 型题]

（16～18 题共用备选答案）
    A. 糖皮质激素　B. 儿茶酚胺　C. 生长激素
    D. β－内啡肽　E. 胰岛素

16. 应激时分泌增加并促进蛋白质合成的是

17. 应激时镇痛的是
18. 应激时抗炎、抗过敏的是
(19～21 题共用备选答案)

A. 结合珠蛋白　　B. C 反应蛋白　　C. 铜蓝蛋白
D. 白蛋白　　E. 纤溶酶原

19. 能清除自由基的是
20. 能激活补体系统的是
21. 应激时减少的是
(22～25 题共用备选答案)

A. 儿茶酚胺增多　　B. 甲状腺素增多　　C. CRH 的分泌增加
D. 糖皮质激素增多　　E. 胰岛素增多

22. 应激时食欲减退是因为
23. 应激时具有稳定溶酶体膜功能的是
24. 具有抗炎、抗过敏作用的是
25. 应激时能使心率加快、心肌收缩力加强是因为

二、名词解释

1. 应激
2. 应激性溃疡
3. 全身适应综合征(GAS)
4. 应激原
5. HSP

三、简答题

1. 为什么说应激是一种非特异性全身反应?
2. 应激反应对机体有利还是有害? 为什么?
3. 何为应激性溃疡? 其发生机制是什么?

四、病例分析

张某,女,56 岁,因饱餐后右上腹不适、恶心、呕吐反复发作半年多,以慢性胆囊炎、胆石症诊断住院治疗。查体:血压 143/84 mmHg,心率 69 次/分,腹部平软,剑突下可有轻压痛,无反跳痛,肝、脾未触及。B 超示胆囊壁增厚、毛糙,囊腔内可见结石阴影,胆总管增粗。行胆囊切除、胆总管探查“T”形管引流,术中检查胃无病变,术后突觉心慌、眼花,四肢厥冷。查体:血压 71/50 mmHg,心率 123 次/分,“T”形管引流无血。出现呕血、柏油样便,血红蛋白 8.7 g/dL。

(1)该患者术后出现呕血、柏油样便的原因是什么? 其发病机制如何?

(2)该患者出现血压下降、四肢厥冷、心率加快,说明其发生了怎样的病理变化? 试分析其发病机制。

(杨青青)

第八章　水、电解质代谢紊乱

一、选择题

[A1 型题]

1. 高热患者易发生
   A. 低容量性高钠血症　B. 低容量性低钠血症　C. 等渗性脱水
   D. 高容量性低钠血症　E. 细胞外液显著丢失
2. 下列哪一类水、电解质失衡最容易发生休克
   A. 低容量性低钠血症　B. 低容量性高钠血症　C. 等渗性脱水
   D. 高容量性低钠血症　E. 低钾血症
3. 高钾血症对机体的主要危害在于
   A. 引起肌肉瘫痪　B. 引起严重的肾功能损害　C. 引起血压降低
   D. 引起严重的心律失常　E. 引起酸碱平衡紊乱
4. 临床上常用静脉输入葡萄糖酸钙抢救高镁血症,其主要机制为
   A. 钙能拮抗镁对神经、肌肉的抑制作用　B. 钙能减少镁在肠道的吸收
   C. 钙能促进镁的排出　D. 钙能使静息电位负值变小
   E. 钙能促进镁进入细胞内
5. 影响体内外钾平衡调节的主要激素是
   A. 胰岛素　B. 胰高血糖素　C. 肾上腺糖皮质激素
   D. 醛固酮　E. 甲状腺素
6. 血清钾浓度的正常范围是
   A. 130～150 mmol/L　B. 140～160 mmol/L　C. 3.5～5.5 mmol/L
   D. 0.75～1.25 mmol/L　E. 2.25～2.75 mmol/L
7. 微血管壁受损引起水肿的主要机制是
   A. 毛细血管流体静压升高　B. 淋巴回流障碍
   C. 静脉端的流体静压下降　D. 组织间液的胶体渗透压升高
   E. 血液浓缩
8. 低容量性高钠血症患者的处理原则是补充
   A. 5% 葡萄糖溶液
   B. 0.9% NaCl 溶液
   C. 先 3% NaCl 溶液,后 5% 葡萄糖溶液
   D. 先 5% 葡萄糖溶液,后 0.9% NaCl 溶液
   E. 先 50% 葡萄糖溶液,后 0.9% NaCl 溶液
9. 水肿首先出现于身体低垂部,可能是

A. 肾炎性水肿　　B. 肾病性水肿　　C. 心性水肿
D. 肝性水肿　　E. 肺水肿

10. 等渗性缺水伴酸中毒患者,在补充碱性溶液纠正酸中毒后,可能发生
A. 低钠　　B. 低氯　　C. 低钾
D. 低镁　　E. 低碳酸氢根

11. 高钾血症时,静脉注射10%葡萄糖酸钙溶液的作用是
A. 降低血钾　　B. 使钾离子从细胞外向细胞内转移
C. 纠正酸中毒　　D. 降低神经、肌肉的应激性
E. 对抗钾离子对心肌的抑制作用

12. 幽门梗阻患者的持续性呕吐可造成
A. 低氯高钾性碱中毒　　B. 低氯高钾性酸中毒
C. 低氯低钾性酸中毒　　D. 高氯低钾性碱中毒
E. 低氯低钾性碱中毒

13. 细胞外液中最主要的阳离子为
A. K^+　　B. Ca^{2+}　　C. Mg^{2+}
D. Na^+　　E. Fe^{2+}

14. 静脉补充钾盐前,首先应考虑患者的
A. 血压　　B. 呼吸　　C. 尿量
D. 神志　　E. 脉率

15. 等渗性缺水时体液的主要改变为
A. 细胞内液急剧减少　　B. 细胞外液急剧减少　　C. 细胞内液高渗
D. 细胞内液低渗　　E. 细胞内液和细胞外液同时急剧减少

[A2 型题]

16. 患者,男,50岁,腹部手术后第1天,禁食。以下哪项成分不宜经静脉补充
A. 水2000~2500 mL　　B. 4%碳酸氢钠1000 mL　　C. 氯化钾3~4 g
D. 氯化钠4~5 g　　E. 葡萄糖150 g

17. 患者,男,40岁,急性肠梗阻入院,主诉口渴、尿少。查体:尿少、眼球下陷、脉速,血压90/60 mmHg。估计其脱水的性质和程度为
A. 中度等渗性脱水　　B. 中度高渗性脱水　　C. 中度低渗性脱水
D. 重度高渗性脱水　　E. 重度低渗性脱水

18. 患者,女,45岁,因腹痛伴呕吐1天急诊收住入院。患者主诉乏力、口渴、口干、尿量减少且尿色黄。查体:眼窝凹陷、脉细速,尿比重1.028,血清钠浓度为156 mmol/L。根据上述情况,患者最不宜补充的成分为
A. 等渗盐水　　B. 5%葡萄糖溶液　　C. 平衡液
D. 生理盐水　　E. 林格液

19. 患者,男,35岁,反复大量呕吐3天,尿少,色深,伴恶心、乏力,四肢厥冷。查体:

脉搏 110 次/分,血压 80/50 mmHg,口唇干燥,皮肤弹性差,尿比重 1.013,血清 Na^+135 mmol/L,体重 50 kg,应考虑为

A. 高渗性缺水　　B. 等渗性缺水　　C. 低渗性缺水
D. 原发性缺水　　E. 水中毒

20. 患者,女,58 岁,幽门梗阻,腹痛、腹胀,频繁呕吐。神志清,虚弱,脉细速,心率 120 次/分,血压 80/60 mmHg,呼吸深而快,反应迟钝,腱反射减弱,肢端湿冷。该患者可能伴有何种代谢紊乱

A. 高氯低钾性酸中毒　　B. 高氯高钾性酸中毒　　C. 低氯高钾性碱中毒
D. 低氯低钾性碱中毒　　E. 低氯高钾性酸中毒

[B 型题]

(21 ~22 题共用备选答案)

A. 低钾血症时的神经、肌肉兴奋性降低
B. 高钾血症时的神经、肌肉兴奋性降低
C. 低钾血症时的神经、肌肉兴奋性升高
D. 高钾血症时的神经、肌肉兴奋性升高
E. 低钙血症时的神经、肌肉兴奋性升高

21. 去极化阻滞是指
22. 超极化阻滞是指

(23 ~27 题共用备选答案)

A. 高渗性脱水　　B. 低渗性脱水　　C. 等渗性脱水
D. 水中毒　　E. 低钾血症

23. 患者出现明显口渴见于
24. 患者急性肾衰竭少尿期常出现
25. 患者胃肠手术后禁食常出现
26. 临床上最常见的水、电解质紊乱为
27. 长时间连续使用呋塞米利尿可能出现

二、名词解释

1. 电解质
2. 高渗性脱水
3. 脱水征
4. 水中毒
5. 低钠血症

三、病例分析

患者,女,38 岁,因减肥连续服用泻药 1 周,现感虚弱乏力,偶有直立性眩晕而入院。体格检查:体温 36.7 ℃,血压从入院时的 110/60 mmHg 很快降至 80/50 mmHg,心率 100 次/分,皮肤弹性差,黏膜干燥,尿量 120 mL/24 h。实验室检查:血 Na^+140 mmol/L,

血浆渗透压 295 mmol/L。尿比重 1.038,尿钠 6 mmol/L。试分析:

1. 患者发生了怎样的水、电解质紊乱?
2. 导致此病理过程的原因和机制是什么?

(刘志宏)

第九章　酸碱平衡紊乱

一、选择题

［A1 型题］

1. 代谢性酸中毒时过度通气可产生

A. 水肿　　B. 水中毒　　C. 低渗性脱水　　D. 呼吸性碱中毒　　E. 等渗性脱水

2. 慢性呼吸性酸中毒时机体代偿的主要方式是

A. 细胞外液缓冲　　B. 呼吸代偿　　C. 细胞内缓冲　　D. 肾脏代偿　　E. 骨骼代偿

3. 阴离子间隙(AG)增高性代谢性酸中毒常见于

A. 腹泻　　B. 大量输入生理盐水　　C. 高钾血症　　D. 肾小管性酸中毒　　E. 糖尿病

4. 在代谢性酸中毒原因中,下列哪一项是错误的

A. 严重腹泻　　B. 持续大量呕吐　　C. 贫血　　D. 休克　　E. 急性肾衰竭

5. 碱性物质的主要来源是

A. 柠檬酸盐　　B. 草酸盐　　C. 苹果酸盐　　D. 蔬菜和水果中的有机酸盐　　E. 氨基酸脱氨后生成的氨

6. 严重失代偿性呼吸性酸中毒患者有精神错乱和谵妄时,下列治疗哪项是错误的

A. 防治原发病　　B. 改善肺的通气功能　　C. 使用中枢镇静剂　　D. 应用呼吸中枢兴奋剂　　E. 应用 THAM 治疗

7. 某肝性脑病患者,血气分析结果如下:pH 7.47,$PaCO_2$ 3.5 kPa(26.6 mmHg),HCO_3^- 17.3 mmol/L,应诊断为

A. 代谢性酸中毒　　B. 呼吸性酸中毒　　C. 代谢性碱中毒　　D. 呼吸性碱中毒　　E. 以上都不是

8. 碱中毒时出现神经-肌肉应激性亢进、手足抽搐的主要原因是

A. 血清 K^+ 减少　　B. 血清 Cl^- 减少　　C. 血清 Ca^{2+} 减少　　D. 血清 Na^+ 减少　　E. 血清 Mg^{2+} 减少

9. 酸中毒时心肌收缩力减弱的机制中,下列哪一项不存在

A. 血钙浓度降低

B. 血钾浓度升高

C. H^+ 竞争性抑制 Ca^{2+} 与肌钙蛋白结合

D. H^+ 抑制肌浆网释放 Ca^{2+}

E. H^+抑制Ca^{2+}内流

10. 呼吸功能衰竭合并下列哪种酸碱失衡时易发生肺性脑病
    A. 代谢性酸中毒　B. 呼吸性酸中毒　C. 代谢性碱中毒
    D. 呼吸性碱中毒　E. 混合性碱中毒
11. 某肾小球肾炎患者,血气分析测定:pH 7.30,$PaCO_2$ 4.0 kPa(30 mmHg),HCO_3^- 18 mmol/L。该患者应诊断为
    A. 代谢性酸中毒　B. 代谢性碱中毒　C. 呼吸性酸中毒
    D. 呼吸性碱中毒　E. 以上都不是
12. 某糖尿病患者,血气分析结果如下:pH 7.30,$PaCO_2$ 4.4 kPa(34 mmHg),HCO_3^- 16 mmol/L,血Na^+ 140 mmol/L,Cl^- 104 mmol/L,K^+ 4.5 mmol/L,应诊断为
    A. 酸碱平衡正常　B. AG增高性代谢性酸中毒
    C. AG正常性代谢性酸中毒　D. AG增高性代谢性酸中毒合并代谢性碱中毒
    E. AG正常性代谢性酸中毒合并呼吸性碱中毒
13. 下列哪一项不是呼吸性酸中毒的病因
    A. 呼吸中枢病变　B. 呼吸肌麻痹　C. 肺泡弥散障碍
    D. 气道阻塞　E. 通风不良
14. 血气分析测定结果$PaCO_2$升高,同时有HCO_3^-降低,可诊断为
    A. 呼吸性酸中毒　B. 代谢性酸中毒　C. 呼吸性碱中毒
    D. 代谢性碱中毒　E. 呼吸性酸中毒合并代谢性酸中毒
15. AG增高反映体内发生了
    A. 高氯性代谢性酸中毒　B. 正常氯性代谢性酸中毒　C. 呼吸性碱中毒
    D. 代谢性碱中毒　E. 呼吸性酸中毒

[A2 型题]

16. 某幽门梗阻患者发生反复呕吐,血气分析结果为pH 7.5,$PaCO_2$ 6.6 kPa(50 mmHg),HCO_3^- 36 mmol/L。此患者最可能的酸碱平衡紊乱类型是
    A. 代谢性酸中毒　B. 代谢性碱中毒　C. 呼吸性酸中毒
    D. 呼吸性碱中毒　E. 混合性碱中毒
17. 患者,男,28岁,检查发现血浆$PaCO_2$代偿性升高,可见于
    A. 代谢性酸中毒　B. 呼吸性酸中毒　C. 呼吸性碱中毒
    D. 代谢性碱中毒　E. 混合性碱中毒
18. 患者,女,79岁,出现酮症酸中毒,下列哪项不存在
    A. 血清K^+升高　B. AG升高　C. $PaCO_2$下降
    D. 碱剩余(BE)负值增大　E. 血清Cl^-升高
19. 患者,男,45岁,因碱中毒出现手足搐搦,最主要的原因是
    A. 血清K^+降低　B. 血清Cl^-降低　C. 血清Ca^{2+}降低
    D. 血清Na^+降低　E. 血清Mg^{2+}降低

20. 患者，女，34 岁，由于剧烈呕吐引起代谢性碱中毒，则最佳的治疗方案是
  A. 给予生理盐水
  B. 给予噻嗪类利尿剂
  C. 给予抗醛固酮药物
  D. 给予碳酸酐酶抑制剂
  E. 给予三羟基氨基甲烷

[B 型题]

（21 ~25 题共用备选答案）
  A. 代谢性酸中毒
  B. 代谢性碱中毒
  C. 呼吸性酸中毒
  D. 呼吸性碱中毒
  E. 混合性碱中毒

21. 幽门梗阻患者发生反复呕吐常引起
22. 呼吸衰竭时合并哪一种酸碱失衡时易发生肺性脑病
23. 肺通气过度易引起
24. 糖尿病酮症酸中毒的类型是
25. 肝功能衰竭并伴呕吐多见于

二、名词解释

1. 呼吸性碱中毒
2. 固定酸
3. 碱剩余（BE）
4. 阴离子间隙（AG）
5. 代谢性酸中毒

三、病例分析

患者，男，75 岁，患有肺源性心脏病。患者入院时呈昏睡状，血气分析及电解质测定结果如下：pH 7.26，$PaCO_2$ 8.6 kPa（65.5 mmHg），HCO_3^- 37.8 mmol/L，Cl^- 92 mmol/L，Na^+ 142 mmol/L。

1. 该患者有何酸碱平衡及电解质紊乱？其根据是什么？
2. 请分析患者昏睡的机制。

（魏晶晶）

第十章 缺 氧

一、选择题

[A1 型题]

1. 乏氧性缺氧又称

A. 低张性低氧血症 B. 等张性低氧血症 C. 缺血性缺氧 D. 淤血性缺氧 E. 低动力性缺氧

2. 引起循环性缺氧的疾病有

A. 肺气肿 B. 贫血 C. 动脉痉挛 D. 一氧化碳中毒 E. 维生素 B_1缺乏

3. 正常人进入高原或通风不良的矿井中发生缺氧的原因是

A. 吸入气氧分压降低 B. 肺气体交换障碍 C. 循环血量减少 D. 血液携氧能力降低 E. 组织血量减少

4. 对缺氧最敏感的器官是

A. 心脏 B. 肺脏 C. 脑 D. 肾脏 E. 胃肠道

5. 吸氧疗法对下列哪种疾病引起的缺氧效果最好

A. 肺水肿 B. 失血性休克 C. 严重贫血 D. 氰化物中毒 E. 亚硝酸盐中毒

6. 易引起血液性缺氧的原因是

A. 氰化物中毒 B. 亚硝酸盐中毒 C. 硫化物中毒 D. 砒霜中毒 E. 甲醇中毒

7. 严重贫血可引起

A. 循环性缺氧 B. 乏氧性缺氧 C. 血液性缺氧 D. 组织性缺氧 E. 低动力性缺氧

8. 脑组织对缺氧最敏感的部位是

A. 大脑灰质 B. 大脑白质 C. 中脑 D. 小脑 E. 延脑

9. 高压氧治疗缺氧的主要机制是

A. 提高吸入气氧分压 B. 增加肺泡内氧弥散入血 C. 增加血红蛋白结合氧 D. 增加血液中溶解氧量 E. 增加细胞利用氧

10. 皮肤黏膜呈青紫色,见于

A. 氰化物中毒

B. CO 中毒
C. 毛细血管血液中脱氧血红蛋白的浓度达到或超过 5.0 g/dL
D. 食盐中毒
E. 抗凝血杀鼠药中毒

11. CO 和血红蛋白亲和力与 O_2和血红蛋白亲和力比较,前者
A. 结合速度慢,解离速度快 B. 结合速度快,解离速度慢
C. 结合速度极快,解离速度稍慢 D. 结合速度快,解离速度也快
E. 结合速度慢,解离速度更慢

12. 急性缺氧时,血管收缩和血流量减少最明显的器官为
A. 肝脏 B. 肺脏 C. 胰腺
D. 胃肠道 E. 肾脏

13. 急性高原性缺氧时,机体最主要的代偿方式是
A. 脑血流量增加 B. 肺血管收缩 C. 毛细血管增生
D. 呼吸加深加快 E. 呼吸频率减慢

14. 引起乏氧性缺氧的原因不包括
A. 吸入气氧分压过低 B. CO 中毒 C. 外呼吸功能障碍
D. 静脉血向动脉分流 E. 慢性阻塞性肺疾病

15. 引起肠源性发绀的原因是
A. 肠道淤血水肿 B. 亚硝酸盐中毒 C. 氰化物中毒
D. 肠系膜血管痉挛 E. CO 中毒

[A2 型题]

16. 某农户所养殖的猪在饲喂了自家加工的饲料后 1 小时左右出现黏膜发暗,末梢血液呈酱油色,步态不稳,呼吸困难,口吐白沫,倒地后四肢划动,最终窒息死亡,试分析该农户所饲养的猪的死因是
A. 氰化物中毒 B. 有机磷中毒 C. 亚硝酸盐中毒
D. 黄曲霉素中毒 E. 抗凝血杀鼠药中毒

17. 家畜在饮用大量泉水后突然出现黏膜潮红、呻吟不安、步态不稳、呼吸困难、肌肉痉挛,最后倒地不起,瞳孔散大,很快死亡。此泉水中最值得怀疑的有毒物质是
A. 氟化物 B. 铜 C. 亚硝酸盐
D. 氰化物 E. 氯化物

18. 某患者血氧检查结果如下:血氧容量 21 mL/dL,动脉血氧含量 14 mL/dL,动脉血氧分压 6.7 kPa(50 mmHg),动 - 静脉氧含量差 4 mL/dL。试分析其缺氧类型为
A. 组织性缺氧 B. 血液性缺氧 C. 低张性缺氧
D. 混合性缺氧 E. 循环性缺氧

19. 某地一鸡场的封闭鸡舍,冬季燃煤取暖,某天早晨,突然发现大批雏鸡死亡。其原因可能是

A. 亚硝酸盐中毒　　B. 食盐中毒　　C. 急性传染病
D. CO 中毒　　E. 气温过低

20. 某患者检查结果如下:血氧容量 12 mL/dL,动脉血氧含量 11.4 mL/dL,动脉血氧分压 13.3 kPa(100 mmHg),动－静脉氧含量差 3.5 mL/dL。该患者为下列何种疾病的可能性大
A. 严重维生素 B_2缺乏　　B. 硅肺　　C. 慢性支气管炎
D. 慢性贫血　　E. 慢性充血性心力衰竭

[B 型题]

(21～26 题共用备选答案)
A. 皮肤与黏膜呈青紫色　　B. 皮肤与黏膜呈樱桃红色
C. 皮肤与黏膜呈玫瑰红色　　D. 皮肤与黏膜呈棕褐色
E. 皮肤与黏膜呈苍白色

21. CO 中毒患者会出现
22. 肺源性心脏病患者会出现
23. 严重贫血患者会出现
24. 氰化钾中毒患者会出现
25. 先天性心脏病患者会出现
26. 高铁血红蛋白血症患者会出现

(27～30 题共用备选答案)
A. 大气性缺氧　　B. 呼吸性缺氧　　C. 血液性缺氧
D. 循环性缺氧　　E. 组织性缺氧

27. 亚硝酸盐中毒易发生
28. 维生素 B_1缺乏易发生
29. 初上高原的人易发生
30. 心源性休克患者易发生

二、名词解释

1. 缺氧
2. 肠源性发绀
3. 血氧容量
4. 发绀
5. 血氧饱和度

三、简单题

1. 什么是发绀？缺氧患者都会出现发绀吗？
2. 急性左心衰竭可引起哪种类型的缺氧？其血氧变化的特点和发生机制是什么？

四、病例分析

患者,女,45 岁,菜农,清晨 4 时在蔬菜温室为火炉添煤时,昏倒在温室里,2 小时

后被其丈夫发现,急诊入院。患者以往身体健康。查体:体温 37.5 ℃,呼吸 20 次/分,脉搏 110 次/分,血压 13.0/9.33 kPa(100/70 mmHg),神志不清,口唇呈樱桃红色,其他无异常发现。实验室检查:PaO_2 12.6 kPa,血氧容量 10.8 mL%,动脉血氧饱和度 95%,HbCO 30%。入院后立即给予吸氧,不久后清醒,又给予纠酸、补液等处理后,病情迅速好转。

请问:

1. 导致患者神志不清的原因是什么?简述其发生机制。
2. 患者缺氧的类型是哪一种?有哪些血氧指标符合诊断依据?

(魏晶晶)

第十一章　弥散性血管内凝血

一、选择题

[A1 型题]

1. 血友病 A 是由于缺乏
   A. 因子Ⅹ　B. 因子Ⅸ　C. 因子Ⅷ
   D. 因子Ⅶ　E. 因子Ⅳ
2. 内源性凝血途径一般开始于
   A. 组织释放因子Ⅲ　B. 因子Ⅹ的激活　C. 因子Ⅸ的激活
   D. 因子Ⅺ的激活　E. 因子Ⅻ的激活
3. 血小板减少导致皮肤自发性出现出血斑点的主要原因是
   A. 血小板不能发生黏附
   B. 血小板不能聚集成团
   C. 血小板不能释放足够活性物质
   D. 机体不能修复和保持血管内皮完整性
   E. 血小板收缩功能下降,血凝块回缩障碍
4. 正常成人血小板数量为(100 ~ 300) $\times 10^9$/L,当血小板数减少到 50 $\times 10^9$/L 以下时,人体将出现
   A. 发绀　B. 血压升高　C. 缺氧,导致呼吸困难
   D. 大量溶血,导致贫血　E. 皮肤和黏膜下出现瘀点、大块紫癜或瘀斑
5. 血管损伤后,止血栓能正确定位于损伤部位有赖于血小板的哪一特性
   A. 黏附　B. 聚集　C. 收缩
   D. 吸附　E. 释放
6. 动物实验中,经常应用到枸橼酸钠抗凝,其机制是
   A. 抑制凝血酶的活性　B. 增强肝素的作用
   C. 增强抗凝血酶的作用　D. 抑制纤维蛋白原的激活
   E. 络合 Ca^{2+},以去除血浆中游离的 Ca^{2+}
7. 外源性凝血系统的触发是由于组织细胞损伤释放出的组织因子与下列哪一凝血因子结合而开始的
   A. 凝血因子Ⅹ　B. 凝血因子Ⅸ　C. 凝血因子Ⅺ
   D. 凝血因子Ⅷ　E. 凝血因子Ⅶ
8. 肝功能下降的患者凝血功能障碍的主要原因是
   A. 血小板减少　B. 凝血因子Ⅱ、Ⅶ、Ⅸ、Ⅹ生成减少
   C. 血中抗凝物质增多　D. 血浆中 Ca^{2+} 浓度下降

E. 凝血因子的灭活增强

9. 弥散性血管内凝血(DIC)时血液凝固功能异常表现为
   A. 血液凝固性增高　　B. 血液凝固性降低
   C. 血液凝固性先增高后降低　　D. 血液凝固性先降低后增高
   E. 血液凝固性增高和降低同时发生

10. 引起弥散性血管内凝血的最常见的疾病是
   A. 败血症　　B. 宫内死胎　　C. 大面积烧伤
   D. 胰腺癌　　E. 器官移植

11. 导致 DIC 发病的关键环节是
   A. 组织凝血因子大量入血　　B. 凝血因子Ⅻ的激活　　C. 凝血酶生成增加
   D. 纤溶酶原激活物生成增加　　E. 凝血因子Ⅴ的激活

12. 血小板的激活在 DIC 的发生中具有原发作用的疾病是
   A. 败血症　　B. 急性坏死性胰腺炎
   C. 继发性血小板减少性紫癜　　D. 血栓性血小板减少性紫癜
   E. 急性白血病化疗、放疗患者

13. 妊娠末期的产科意外容易诱发 DIC,这主要是由于
   A. 微循环血流淤滞　　B. 血液处于高凝状态
   C. 单核－巨噬细胞系统功能低下　　D. 纤溶系统活性增高
   E. 胎盘功能受损

14. 下列哪项因素不是直接引起 DIC 出血的原因
   A. 凝血因子大量消耗　　B. 单核－巨噬细胞系统功能下降
   C. 血小板大量消耗　　D. 纤维蛋白降解产物的作用
   E. 继发性纤溶亢进

15. 典型 DIC 分为三期,其低凝期表现为
   A. 血小板计数减少,凝血时间延长,纤维蛋白原含量增加
   B. 血小板计数增加,凝血时间缩短,纤维蛋白原含量增加
   C. 血小板计数增加,凝血时间延长,纤维蛋白原含量降低
   D. 血小板计数减少,凝血时间缩短,纤维蛋白原含量降低
   E. 血小板计数减少,凝血时间延长,纤维蛋白原含量降低

[A2 型题]

16. 患者,男,56 岁,被毒蛇咬伤,伤口出血,伴有全身散在出血点、瘀斑,咯血。实验室检查证实为毒蛇咬伤后导致的 DIC。其主要发病机制为
   A. 血管内皮细胞受损　　B. 组织因子入血　　C. 促凝物质入血
   D. 红细胞被大量破坏　　E. 血液高凝

17. 某患儿,发热,呕吐,皮肤有出血点,出血点涂片检查见脑膜炎双球菌。治疗中出血点逐渐增多,呈片状,血压由入院时的 92/74 mmHg 降至 60/40 mmHg。上述患

儿可能出现的病理过程是

A. 发热　　B. 呕吐　　C. DIC
D. 消化道出血　　E. 脱水

18. 患者,女,31 岁,全身大面积烧伤后感染,被诊断为败血症。败血症是由于
A. 组织细胞破坏,大量组织因子入血引起 DIC
B. 血管内皮受损,激活凝血因子Ⅻ引起 DIC
C. 白细胞大量破坏导致 DIC
D. 红细胞大量破坏导致 DIC
E. 促凝物质入血引起 DIC

19. 陈某,男,68 岁,经诊断发生了慢性型 DIC。患者最可能是以下哪种疾病所引起的
A. 恶性肿瘤转移　　B. 肝血管瘤
C. 肾移植急性排斥反应　　D. 慢性肝病
E. 缺铁性贫血

20. 患者,男,42 岁,不慎被毒蛇咬伤后出现昏迷,血压降低。关于 DIC 导致休克机制的说法,正确的是
A. 出血使循环血量减少
B. 广泛微血栓形成导致回心血量减少
C. DIC 可激活激肽和补体系统,导致外周阻力降低
D. 血栓形成导致器官功能障碍
E. 以上都对

[B 型题]

(21 ~25 题共用备选答案)
A. 组织细胞破坏,大量组织因子入血引起 DIC
B. 血管内皮受损,激活凝血因子Ⅻ引起 DIC
C. 白细胞大量被破坏导致 DIC
D. 红细胞大量被破坏导致 DIC
E. 促凝物质入血引起 DIC

21. 败血症主要是通过
22. 羊水或其他异物颗粒入血,则
23. 急性胰腺炎主要是通过
24. 疟疾是通过
25. 恶性肿瘤坏死是通过

(26 ~28 题共用备选答案)
A. 恶性肿瘤转移　　B. 肝血管瘤
C. 肾移植急性排斥反应　　D. 慢性肝病

E. 缺铁性贫血

26. 急性型 DIC 见于

27. 亚急性型 DIC 见于

28. 慢性型 DIC 见于

二、名词解释

1. 弥散性血管内凝血(DIC)
2. 华－佛综合征
3. 外源性凝血途径
4. 蛋白 C(PC)
5. 裂体细胞

三、病例分析

患者,男,25 岁,因急性黄疸性肝炎入院。入院前 10 天患者开始感到周身不适,乏力,食欲减退,厌油,腹胀。5 天后因上述症状加重,全身发黄而来院求治。入院后第 10 天,患者腹部及剑突下皮肤出现瘀斑,尿中有少量红细胞,尿量减少,血小板 $50\times10^9/L$。第 11 天,血小板 $39\times10^9/L$,凝血酶原时间 30 秒(正常为 15 秒)。第 15 天,仍大量便血、呕血,血小板 $28\times10^9/L$,凝血酶原时间 28 秒,纤维蛋白原 0.8 g/L,3P 试验阳性(＋＋),尿量不足 100 mL,血压下降,出现昏迷而死亡。试分析:

1. 患者显然发生了 DIC,导致此病理过程的原因和机制是什么?
2. 患者的血小板计数为什么进行性减少?凝血酶原时间为什么延长?
3. 患者发生出血的原因和机制是什么?
4. 患者发生少尿甚至无尿的原因是什么?

(杨青青)

第十二章　休　克

一、选择题

[A1 型题]

1. 休克的发生主要是由于
   A. 中枢神经系统在剧烈震荡与打击下由兴奋转入抑制
   B. 血管运动中枢麻痹,小动脉扩张,血压下降
   C. 交感-肾上腺髓质系统衰竭与麻痹
   D. 血量减少,回心血量不足,心输出量减少
   E. 重要生命器官低灌流和细胞功能代谢严重障碍
2. 过敏性休克属于
   A. Ⅰ型变态反应　B. Ⅱ型变态反应　C. Ⅲ型变态反应
   D. Ⅳ型变态反应　E. 混合型变态反应
3. 失血性休克血压下降早期主要与
   A. 交感-肾上腺髓质系统衰竭有关
   B. 低血容量引起回心血量不足、心输出量降低有关
   C. 血管紧张度下降、外周阻力降低有关
   D. 血液灌流不足、微循环血管大量扩张有关
   E. 细胞严重缺氧、能量代谢障碍有关
4. 正常真毛细血管血流的调节主要与
   A. 交感神经的支配有关　B. 毛细血管前括约肌自身节律性舒缩有关
   C. 局部体液因素有关　D. 全身体液因素有关
   E. 毛细血管内皮细胞收缩有关
5. 休克缺血性缺氧期微循环灌流的特点为
   A. 多灌少流,灌多于流　B. 少灌多流,灌少于流
   C. 多灌多流,灌多于流　D. 少灌少流,灌少于流
   E. 少灌少流,灌多于流
6. 下列哪一项不是早期休克的表现
   A. 脸色苍白　B. 四肢冰凉　C. 脉搏细速
   D. 尿量减少　E. 神志昏迷
7. 休克淤血性缺氧期微循环灌流的特点是
   A. 少灌少流,灌少于流　B. 少灌多流,灌少于流
   C. 多灌少流,灌多于流　D. 多灌多流,灌多于流
   E. 多灌多流,灌少于流

8. 在判断休克器官灌流不足时，下列哪一项是错误的
A. 脉压 < 10 mmHg　B. 尿量小于 15 mL/h
C. 中心静脉压 7 ~ 8 cmH_2O　D. 皮肤苍白，甚至发绀
E. 收缩压 < 50 mmHg

9. 休克难治期并发 DIC 后对组织灌流的影响是
A. 少灌少流，灌少于流　B. 少灌少流，灌多于流
C. 少灌多流，灌少于流　D. 多灌多流，灌少于流
E. 不灌不流

10. 休克缺血性缺氧期发生的急性肾衰竭属于
A. 肾前性肾衰竭　B. 肾后性肾衰竭　C. 肾性肾衰竭
D. 肾前性和肾性肾衰竭　E. 器质性肾衰竭

11. 对休克患者监测补液的最佳指标是
A. 血压　B. 脉压　C. 尿量
D. 中心静脉压　E. 肺动脉楔压

12. 休克淤血性缺氧期属于
A. 代偿期　B. 失代偿期　C. 可逆性失代偿期
D. 不可逆性失代偿期　E. 难治期

13. 休克难治期时，下列哪项不是 DIC 形成的直接因素
A. 血中儿茶酚胺浓度过高　B. 血液黏滞浓缩　C. 血液高凝
D. 严重的酸中毒　E. 内皮激活受损，外凝、内凝系统被激活

14. 治疗休克时单纯追求用升压药维持血压导致休克加重的机制是
A. 机体对升压药物耐受性增强　B. 血管平滑肌对升压药物失去反应
C. 机体交感神经系统已衰竭　D. 升压药使微循环障碍加重
E. 机体丧失对应激的反应能力

15. 休克肺时最初出现的酸碱失衡类型是
A. AG 正常性代谢性酸中毒　B. AG 增高性代谢性酸中毒
C. 呼吸性酸中毒　D. 代谢性碱中毒
E. 呼吸性碱中毒

[A2 型题]

16. 患者，女，26 岁，因右下腹疼痛 1 小时就诊，被诊断为宫外孕。此时患者烦躁不安、皮肤苍白、湿冷，血压 90/70 mmHg，心率 118 次/分，应属于
A. 微循环扩张期　B. 休克早期　C. 休克期
D. 休克晚期　E. DIC 期

17. 患者，男，53 岁，直肠癌术后 2 小时。体温 36.9 ℃、心率 118 次/分、呼吸 28 次/分，血压 82/65 mmHg，CVP 0.4 kPa。患者烦躁不安，面色苍白，肢体冰凉。查体：下腹部膨隆，叩诊呈浊音。术后保留尿管，引流尿量 25 mL。实验室检查：红细

胞 $3.2\times10^{12}/L$,血红蛋白 73 g/L,白细胞 $9\times10^{9}/L$。目前引起患者血压降低的原因是

A. 失血过多　　B. 失液过多　　C. 容量负荷过重
D. 血管扩张　　E. 心功能不全

18. 患者,男,22 岁,2 小时前因车祸致腹部撞伤,双下肢骨折。查体:神志淡漠,面色苍白,四肢冰冷;右上腹皮肤瘀斑,并有较多血迹附着,腹部膨隆,右上腹及中下腹有明显压痛、反跳痛;双下肢明显肿胀,有多处伤口。测血压 62/46 mmHg,心率 146 次/分。导致患者休克的原因不包括

A. 剧烈疼痛　　B. 大量失血　　C. 外周血管过度收缩
D. 多发性创伤　　E. 有效循环血量下降

19. 患者,男,49 岁,急性腹膜炎手术治疗后第 2 天,血压 80/56 mmHg,心率 130 次/分,CVP 4 cmH_2O,血 pH 7.33,此时的治疗应首选

A. 快速大量补液　　B. 应用缩血管药物　　C. 纠正酸中毒
D. 应用强心剂　　E. 快速补充全血或血浆

20. 患者,男,20 岁,腹部闭合性损伤 2 小时。血压 52/40 mmHg,心率 150 次/分,呼吸 36 次/分。患者神志淡漠、口唇发绀。血红蛋白 68 g/L,腹腔穿刺抽出不凝血。目前对该患者的病情观察,哪项不重要

A. 血压　　B. 尿量　　C. 中心静脉压
D. 肢体活动度　　E. 脉率

21. 患者,男,46 岁,烧伤入院 5 天,发生感染性休克。感染性休克的最常见病原体可能是

A. 革兰氏阳性菌　　B. 革兰氏阴性菌　　C. 病毒
D. 螺旋体　　E. 真菌

22. 患者,女,25 岁,在门诊静脉滴注青霉素期间突发面色苍白,脉搏细速,血压下降。该患者最可能出现的是

A. 心源性休克　　B. 创伤性休克　　C. 失血性休克
D. 感染性休克　　E. 过敏性休克

23. 患者,男,29 岁,2 小时前腹部被撞伤。查体:神志淡漠,面色苍白,四肢冰冷,腹部膨隆,尿量减少。心率 120 次/分,血压 90/55 mmHg。患者发生的少尿可能是由于

A. 器质性肾衰竭　　B. 肾前性肾衰竭　　C. 肾性肾衰竭
D. 肾后性肾衰竭　　E. 功能障碍与肾小管坏死并存的急性肾衰竭

[B 型题]

(24 ~ 27 题共用备选答案)

A. 低排高阻型休克　　B. 高排低阻型休克　　C. 低排低阻型休克
D. 高排高阻型休克　　E. A 项和 B 项

24. 感染性休克属于
25. 烧伤性休克属于
26. 心源性休克属于
27. 失血性休克属于

(28～31 题共用备选答案)

A. 急性功能性肾衰竭　B. 急性器质性肾衰竭　C. 慢性功能性肾衰竭
D. 慢性器质性肾衰竭　E. A 项和 B 项

28. 休克时可发生
29. 呼吸衰竭时可发生
30. 应激时可发生
31. 肝硬化失代偿期可发生

二、名词解释

1. 休克
2. 自身输血
3. MODS
4. ARDS
5. 自身输液

三、病例分析

患者,男,69 岁,因交通事故被汽车撞伤腹部及髋部 1 小时就诊。入院时患者神志恍惚,X 线片示骨盆线形骨折,腹腔穿刺有血液,血压 8/5.3 kPa(60/40 mmHg),心率 140 次/分。立即快速输血 600 mL,给予止痛剂,并行剖腹探查。术中见肝脏破裂,腹腔内积血及血凝块共约 2500 mL。术中血压一度降至零,又给予快速输液及输全血 1500 mL。术后输 5% 碳酸氢钠 700 mL。由于患者入院以来始终未见排尿,于是静脉注射呋塞米 40 mL,共 3 次。4 小时后,血压回升到 12/8 kPa(90/60 mmHg),尿量增多。次日患者病情稳定,血压逐步恢复正常。请问:

1. 本病例属何种类型的休克?简述其发生机制。
2. 在治疗中为何使用碳酸氢钠和呋塞米?

(刘志宏)

第十三章　心血管系统疾病

一、选择题

［A1 型题］

1. 风湿性心内膜炎时，赘生物在镜下为
   A. 风湿小体　B. 白色血栓　C. 血小板和少量纤维素
   D. 菌落　E. 以上都有
2. 高血压病时，最主要的病变部位在
   A. 小动脉　B. 细动脉　C. 中动脉
   D. 大动脉　E. 大、中动脉
3. 动脉粥样硬化血管病变见于
   A. 小动脉　B. 细动脉　C. 中动脉
   D. 大动脉　E. 大、中动脉
4. 风湿性心内膜炎最常受累的瓣膜是
   A. 二尖瓣　B. 三尖瓣和主动脉瓣　C. 二尖瓣和主动脉瓣
   D. 三尖瓣　E. 主动脉瓣
5. 风湿性心外膜炎的病变属于
   A. 变质性炎　B. 化脓性炎　C. 卡他性炎
   D. 浆液纤维素性炎　E. 出血性炎
6. 亚急性细菌性心内膜炎最常见的栓塞部位是
   A. 肾　B. 脾　C. 脑
   D. 心　E. 肝
7. 高血压病脑出血的常见部位是
   A. 小脑　B. 小脑幕　C. 延髓
   D. 脑桥　E. 内囊
8. 动脉粥样硬化合并血栓形成的主要原因是
   A. 动脉内膜损伤　B. 血液黏稠　C. 血流缓慢
   D. 血脂过高　E. 血流加快

［A2 型题］

9. 患者，男，66 岁，突感心前区疼痛，而且向左背部放射，伴恶心，休息及含服硝酸甘油不能缓解，最可能是发生了
   A. 急性心肌梗死　B. 急性胃炎　C. 心肌炎
   D. 急性胰腺炎　E. 心绞痛
10. 患者，男，52 岁，既往有高血压病史 10 年，1 个月前出现疲乏症状，近日出现劳力

性呼吸困难，经休息缓解。患者最可能是出现了

A. 急性肺水肿　B. 急性左心衰竭　C. 慢性左心衰竭
D. 高血压危象　E. 慢性右心衰竭

11. 一名农村妇女婚后出现心悸2年，1个月前因牙痛拔牙后开始发热，全身乏力，检查皮肤有出血点，脾大，心尖区可闻及双期杂音。患者最可能的疾病是

A. 风湿性心瓣膜病　B. 亚急性感染性心内膜炎　C. 感冒肺部轻微感染
D. 风湿病活动期　E. 流行性出血热

12. 患者，女，42岁，因咳嗽、咳痰、尿少、呼吸困难加重，既往有风湿性心脏病二尖瓣狭窄、心功能不全入院。医生考虑患者有急性左心衰竭，其典型的临床表现是

A. 频繁咳嗽，咳大量粉红色泡沫样痰　B. 白色浆液性痰
C. 痰中带血　D. 偶尔咳嗽，咳粉红色泡沫样痰
E. 偶尔咳嗽，咳白色泡沫样痰

[**B型题**]

（13～16题共用备选答案）

A. 风湿小体　B. 白色血栓　C. 粥样斑块
D. 玻璃样变性　E. 皮下结节

13. 风湿性心内膜炎早期，二尖瓣上的赘生物是
14. 风湿病特征性病理变化是
15. 动脉粥样硬化特征性斑块是
16. 高血压病最主要的病变特征是细动脉

（17～20题共用备选答案）

A. 最常累及心脏和关节　B. 细动脉壁弹力纤维增生
C. 细动脉壁血浆蛋白沉积　D. 大、中动脉内膜胆固醇沉积
E. 冠状动脉粥样硬化加阻塞

17. 心肌梗死
18. 高血压病
19. 动脉粥样硬化
20. 风湿病

二、名词解释

1. 风湿小体
2. 心绞痛
3. 心肌梗死
4. 高血压
5. 心功能不全和心力衰竭

三、病例分析

患者，男，65岁，因突然昏迷2小时而入院。10年前发现高血压，收缩压波动在

23.94 ~ 34.58 kPa(180 ~ 260 mmHg),舒张压波动在 13.33 ~ 14.63 kPa(100 ~ 110 mmHg),近年来常感心悸,活动时加剧,半月来常感头痛、头晕、四肢麻木,今晨上厕所时突然跌倒,昏迷,大小便失禁。入院后,CT 诊断为右侧内囊出血,出血量 12 mL,经抢救无效死亡。

试分析该患者是什么病,是如何发展的?其死亡原因是什么?

(刘志宏 祁晓民)

第十四章　呼吸系统疾病

一、选择题

［A1 型题］

1. 大叶性肺炎肺实变最早发生在
   A. 充血水肿期　B. 红色肝样变期　C. 灰色肝样变期
   D. 溶解消散期　E. 并发症阶段
2. 下列属细菌性肺炎的是
   A. 病毒性肺炎　B. 支原体肺炎　C. 大叶性肺炎
   D. 间质性肺炎　E. SARS
3. 慢性支气管炎的病变中,下列哪项是错误的
   A. 呼吸道上皮的纤毛倒伏脱落　B. 常有鳞状上皮化生
   C. 上皮中杯状细胞增多　D. 黏液腺增生,浆液腺黏液化
   E. 常有肠上皮化生
4. 慢性支气管炎时,咳痰多的病理学基础是
   A. 上皮细胞纤毛脱落　B. 黏膜上皮炎细胞浸润
   C. 黏液腺腺体增生,浆液腺黏液化　D. 常有鳞状上皮化生
   E. 黏液腺萎缩
5. 肺气肿指的是肺泡扩张,并有肺泡间隔
   A. 纤维化　B. 炎症　C. 瘢痕
   D. 破坏　E. 水肿
6. 关于大叶性肺炎,下列哪项正确
   A. 急性化脓性炎　B. 整个肺大叶破坏
   C. 由肺炎球菌引起的纤维素性炎　D. 咳脓痰
   E. 浆液性炎
7. 大叶性肺炎不会发生的合并症是
   A. 肺脓肿　B. 肺肉质变　C. 肺褐色硬变
   D. 脓胸　E. 败血症
8. 小叶性肺炎的病变性质是
   A. 化脓性炎　B. 出血性炎　C. 纤维素性炎
   D. 浆液性炎　E. 增生性炎
9. 咳铁锈色痰常见于大叶性肺炎的哪一期
   A. 充血水肿期　B. 红色肝样变期　C. 灰色肝样变期
   D. 溶解消散期　E. 各期都不见

10. 下列疾病中最常引起肺心病的是
    A. 慢性支气管炎　B. 慢性肺结核　C. 支气管扩张
    D. 大叶性肺炎　E. 肺肿瘤
11. 支原体肺炎属于
    A. 间质性肺炎　B. 肺泡性肺炎　C. 肺化脓性炎
    D. 肺纤维素性炎　E. 肺坏死性炎
12. 大叶性肺炎灰色肝样变期肺泡腔内充满
    A. 大量纤维素和红细胞　B. 大量纤维素和浆液　C. 大量纤维素和白细胞
    D. 大量浆液和红细胞　E. 大量浆液和白细胞
13. 引起阻塞性肺气肿最常见的原因为
    A. 慢性支气管炎　B. 慢性纤维空洞性肺结核　C. 肺尘埃病
    D. 支气管哮喘　E. 肺炎

［A2 型题］

14. 患者，男，25 岁，冒雨参加足球比赛，夜间出现寒战、高热，次日出现咳嗽，并咳铁锈色痰，伴有胸痛及轻度呼吸困难。此患者应诊断为
    A. 大叶性肺炎　B. 小叶性肺炎　C. 病毒性肺炎
    D. 急性支气管炎　E. 肺脓肿
15. 患儿，男，4 岁，发热、咳嗽多日，近日因气急、发绀入院。血常规检查：白细胞 $19.6 \times 10^9/L$，中性粒细胞 0.85，X 线检查示两肺下叶散在灶状阴影。该患者患的是
    A. 急性支气管炎　B. 大叶性肺炎　C. 小叶性肺炎
    D. 病毒性肺炎　E. 支原体肺炎
16. 某女，38 岁，常年咳嗽、咳痰。该患者可能患有
    A. 慢性支气管炎　B. 肺结核　C. 肺气肿
    D. 肺癌　E. 支气管扩张

［B 型题］

（17～20 题共用备选答案）
    A. 铁锈色痰　B. 大量脓痰　C. 黏液脓性痰
    D. 粉红色泡沫痰　E. 白色黏液或脓性痰
17. 大叶性肺炎有
18. 小叶性肺炎有
19. 支气管扩张有
20. 慢性支气管炎有

（21～24 题共用备选答案）
    A. 慢性支气管炎　B. 间质性肺炎　C. 大叶性肺炎
    D. 浆液性肺炎　E. 化脓性炎症

21. 肺炎链球菌可引起
22. 肺炎支原体可引起
23. 支气管肺炎属于
24. 小叶性肺炎属于

二、名词解释

1. 肺肉质变
2. 大叶性肺炎
3. 小叶性肺炎
4. 慢性支气管炎
5. 呼吸功能不全和呼吸衰竭

三、病例分析

患儿,女,4岁,发热、咳嗽、咳痰10天,近2天加重,并出现哮喘。查体:体温39 ℃,呼吸25次/分,心率160次/分。患儿呼吸急促,面色苍白,口唇发绀,精神萎靡,鼻翼扇动,双瞳孔等大、等圆。颈软,双肺散在中小水泡音,心音低钝,心律齐。白细胞计数21×10^9/L,中性粒细胞0.8。X线检查:左、右肺下叶可见灶状阴影,入院后治疗无效,病情加重死亡。尸检:左、右肺下叶背部散在实变区,切面散在粟粒至蚕豆大小不等的灰黄色病灶。镜下:细支气管管壁充血,中性粒细胞浸润,宫腔中有大量中性粒细胞及脱落上皮细胞,周围肺泡腔可见浆液和炎细胞。

试分析该患者患的是什么病,根据是什么?其死亡原因是什么?

(刘志宏　祁晓民)

第十五章　消化系统疾病

一、选择题

[A1 型题]

1. 下列哪项是胃溃疡的病理变化特点
   A. 部位多在胃大弯近贲门处　　B. 直径多大于 2 cm
   C. 边缘隆起,不整齐　　D. 底部凹凸不平
   E. 周围黏膜皱襞呈放射状向溃疡边缘集中
2. 胃溃疡最常见的并发症是
   A. 穿孔　　B. 出血　　C. 幽门狭窄
   D. 癌变　　E. 肠上皮化生
3. 病毒性肝炎属于
   A. 变质性炎症　　B. 浆液性炎症　　C. 增生性炎症
   D. 化脓性炎症　　E. 出血性炎症
4. 引起肝硬化腹水发生的原因,下列哪项不对
   A. 肝窦内压力升高　　B. 白蛋白降低
   C. 醛固酮、抗利尿激素增多　　D. 肝动脉与肝静脉异常吻合
   E. 小叶下静脉受压
5. 最常见的引起肝硬化的 DNA 病毒是
   A. HAV　　B. HBV　　C. HCV
   D. HDV　　E. HEV
6. 诊断肝硬化的特征性病理变化是
   A. 肝细胞变性坏死　　B. 汇管区炎细胞浸润　　C. 纤维组织增生
   D. 假小叶形成　　E. 肝细胞再生
7. 食管癌最多见的发病部位是
   A. 颈段　　B. 食管上段　　C. 食管中段
   D. 食管下段　　E. 食管中下段
8. 下列关于早期食管癌的描述,哪一项不正确
   A. 常无明显临床症状　　B. 可以是黏膜内癌　　C. 可以是黏膜下癌
   D. 可以是原位癌　　E. 可以向浅肌层浸润
9. 胃癌最好发的部位是
   A. 幽门管　　B. 胃窦大弯侧　　C. 胃体大弯侧
   D. 胃窦小弯侧　　E. 贲门小弯侧
10. 小肝癌的直径不应超过

A. 0.5 cm　B. 1 cm　C. 3 cm
D. 6 cm　E. 9 cm

11. 原发性肝癌最常见的组织学类型是
A. 肝细胞肝癌　B. 胆管细胞肝癌　C. 黏液性肝癌
D. 肝细胞 - 胆管细胞混合型肝癌　E. 乳头状癌

12. 下列哪项支持胃的恶性溃疡诊断
A. 溃疡呈圆形、椭圆形　B. 边缘整齐,不隆起　C. 底部较平坦
D. 呈火山口状,底部凹凸不平　E. 皱襞向溃疡集中

13. 目前认为下述哪种疾病与胃癌的发生关系密切
A. 浅表性胃炎　B. 糜烂性胃炎　C. 疣状胃炎
D. 萎缩性胃炎　E. 肥厚性肺炎

14. 早期发现胃癌最可靠的方式是
A. X 线钡餐检查　B. 胃液特异酶检查　C. 胃液脱落细胞学检查
D. 超声检查　E. 纤维胃镜活检

15. 蜘蛛痣、肝掌、男性乳腺发育是肝硬化时下列哪项原因造成的
A. 低蛋白血症　B. 门静脉高压　C. 肝功能不全
D. 性腺功能萎缩　E. 垂体功能紊乱

[A2 型题]

16. 患者,男,45 岁,近年来经常有双下肢水肿,腹胀,腹水(+),面部有蜘蛛痣,脾脏肋缘下 2 cm,食管 X 线钡餐显示食管下段静脉曲张。该患者应诊断为
A. 肝癌　B. 慢性肝炎　C. 慢性肝淤血
D. 门脉性肝硬化　E. 以上都不是

17. 患者,男,53 岁,胃部不适 2 个月余。胃镜显示:胃窦小弯侧见一直径 4 cm 的溃疡,呈火山口状,底部凹凸不平,活检质糟。该患者的诊断可能是
A. 胃息肉　B. 胃黏膜相关淋巴瘤　C. 间质瘤
D. 溃疡性胃癌　E. 以上都不是

18. 患者,男,61 岁,进行性吞咽困难半年余,消瘦。胃镜显示:距门齿 35 cm 处可见一溃疡型肿物,直径 2 cm,底部凹凸不平。该患者的诊断是
A. Barrett 食管　B. 食管炎　C. 食管癌
D. 间质瘤　E. 以上都不是

19. 患者,男,62 岁,半年前出现便中带血,大便次数增多。肛门指诊:距肛门 4 cm 处巨大溃疡,边缘隆起。该患者的诊断可能是
A. 克罗恩病　B. 溃疡性结肠炎　C. 直肠癌
D. 假膜性结肠炎　E. 以上都不是

20. 患者,男,49 岁,既往有乙肝病史 10 余年,未经规律治疗,近日出现食欲下降,肝脏穿刺可见假小叶形成。其正确的诊断是

A. 肝癌　　B. 淋巴瘤　　C. 肝硬化
D. 亚急性重型肝炎　　E. 以上均不是

21. Krukenberg 瘤是指
A. 胃癌种植转移在胸膜上　　B. 胃癌种植转移在膀胱上
C. 胃黏液癌种植转移在卵巢上　　D. 肺癌种植转移在胸膜上
E. 以上都不是

22. 患者,男,51 岁,发现乙肝病毒阳性 18 年,近来消瘦。CT 显示其肝脏有多个结节,肺部也有多个结节。该患者最准确的诊断是
A. 结节性肝硬化　　B. 肝细胞腺瘤　　C. 肝癌
D. 肝结节性再生性增生　　E. 以上均不是

[B 型题]

(23 ~26 题共用备选答案)
A. 肝细胞广泛气球样变,点状坏死　　B. 点状坏死,轻度碎片状坏死
C. 中度碎片状坏死,特征性桥接坏死　　D. 重度碎片状坏死,大范围桥接坏死
E. 大片坏死伴肝细胞结节状再生

23. 中度慢性普通型肝炎可见
24. 亚急性重型肝炎可见
25. 急性普通型肝炎可见
26. 重度慢性普通型肝炎可见

(27 ~30 题共用备选答案)
A. 癌组织仅浸润至黏膜下层,不管是否有淋巴结转移
B. 胃小弯溃疡直径 <1.5 cm,呈圆形,边缘整齐,底部平坦
C. 胃窦溃疡直径 >3 cm,呈火山口状,底部凹凸不平
D. 累及黏膜层或黏膜下层,无淋巴结转移
E. 癌组织浸润至黏膜下层,至浅肌层,无淋巴结转移

27. 胃癌溃疡型病变的特点是
28. 早期胃癌病变的特点是
29. 胃慢性溃疡病变的特点是
30. 早期食管癌病变的特点是

二、名词解释

1. 桥接坏死
2. 复合型溃疡
3. 早期食管癌
4. 假小叶
5. 早期胃癌

三、病例分析

病史摘要:患者,男,56 岁,工人,上腹部饱胀不适、食欲减退、乏力 2 个月余。既

往有乙肝病史5年，诊断为“大三阳”，肝功能异常，近2个月来常感上腹部饱胀不适，食欲不佳，伴恶心、乏力、体重减轻，近1个月来牙龈时有出血。入院查体：腹水征（+），肝肋下5 cm，质硬，表面呈结节状，边缘不规则，脾肋下3 cm，质软，双下肢呈凹陷性水肿，白球比（A/G）下降。

实验室检查：

血常规：白细胞计数 $12.8 \times 10^9/L$，红细胞计数 $3.08 \times 10^{12}/L$，血小板计数 $35 \times 10^9/L$。

肝肾功能：总蛋白56.9 g/L，白蛋白24.0 g/L，球蛋白32.9 g/L，A/G 0.7，总胆红素93.9 μmol/L，直接胆红素46.70 μmol/L。

HBsAg（+），HBeAg（+），抗HBc（+）。

腹水病理：（腹水）离心沉淀涂片未查见癌细胞。

B超：肝右叶内见10 cm×12 cm强回声光团。治疗过程中因高热、感染、呕血、黑便、少尿、昏迷而死亡。

分析：

1. 根据症状、体征、检查结果做出诊断，并列出诊断依据。
2. 分析该患者所患疾病的临床和病理联系。
3. 分析患者可能的死因。
4. 原发性肝癌的大体及组织学类型有哪几种？本例患者按大体分型可能属于何型？

（魏晶晶　童小华）

第十六章　泌尿系统疾病

一、选择题

[A1 型题]

1. 引起急性肾盂肾炎最常见的病原体是
   A. 葡萄球菌　B. 链球菌　C. 淋球菌
   D. 分枝杆菌　E. 大肠杆菌
2. 新月体主要由哪些细胞增生形成
   A. 系膜细胞　B. 脏层上皮细胞　C. 毛细血管内皮细胞
   D. 壁层上皮细胞　E. 以上均有
3. 急性肾小球肾炎肉眼变化主要呈现
   A. 大白肾　B. 蚤咬肾和大红肾　C. 多发性小脓肿
   D. 多囊肾　E. 固缩肾
4. 肾原发性肿瘤中最多见的是
   A. 移行上皮癌　B. 肾母细胞瘤　C. 鳞状细胞癌
   D. 血管肉瘤　E. 肾腺癌
5. 急性肾小球肾炎的病变是
   A. 纤维素性炎　B. 变态反应性炎　C. 变质性炎
   D. 化脓性炎　E. 增生性炎
6. 膜性肾小球肾炎的肉眼变化是
   A. 大红肾　B. 大白肾　C. 蚤咬肾
   D. 瘢痕肾　E. 固缩肾
7. 急性肾盂肾炎是
   A. 纤维素性炎　B. 变态反应性炎　C. 变质性炎
   D. 化脓性炎　E. 增生性炎
8. 下列关于肾盂肾炎的叙述,哪一项是错误的
   A. 多见于女性,多由上行性感染引起
   B. 上行性感染首先累及肾盂,下行性感染首先累及皮质的间质
   C. 是由细菌直接感染肾间质引起的炎症
   D. 是肾盂黏膜和肾小球的增生性炎症
   E. 可形成大小不等的多发性脓肿
9. 膀胱癌最突出的临床表现是
   A. 无痛性血尿　B. 膀胱刺激综合征　C. 尿路梗阻
   D. 蛋白尿和管型尿　E. 腹部肿块

10. 电镜下显示肾小球基底膜与内皮细胞之间有电子致密的沉积物,考虑
   A. 急性增生性肾小球肾炎　　B. 快速进行性肾小球肾炎
   C. 膜性肾小球肾炎　　D. 膜性增生性肾小球肾炎(Ⅰ型)
   E. 膜性增生性肾小球肾炎(Ⅱ型)
11. 肉眼观察肾体积明显缩小,质地变硬,表面有大的不规则瘢痕凹陷,该病变性质最可能是
   A. 晚期肾小球肾炎　　B. 局灶性节段性肾小球肾炎
   C. 轻微病变性肾小球肾炎　　D. 良性高血压病引起的肾萎缩
   E. 慢性肾盂肾炎
12. 弥漫性毛细血管内增生性肾小球肾炎最主要的病变是
   A. 肾小球毛细血管扩张充血及血栓形成
   B. 毛细血管内血栓形成及基底膜增厚
   C. 中性粒细胞浸润及肾球囊上皮细胞增生
   D. 毛细血管壁纤维素样坏死
   E. 毛细血管内皮细胞及系膜细胞增生
13. 弥漫性硬化性肾小球肾炎的肾脏表现为
   A. 大红肾　　B. 颗粒性固缩肾　　C. 大白肾
   D. 蚤咬肾　　E. 大瘢痕性固缩肾
14. 膀胱癌最常见的组织学类型是
   A. 肉瘤样癌　　B. 鳞状细胞癌　　C. 未分化癌
   D. 腺癌　　E. 移行细胞癌
15. 肾小球肾炎的基本病理改变不包括
   A. 肾小球细胞增多　　B. 肾小球炎症渗出和坏死　　C. 肾间质内脓肿形成
   D. 基膜增厚,系膜基质增多　　E. 玻璃样变性和硬化

[A2 型题]

16. 患者,女,53岁,有高血压病、冠心病病史,死于心衰。尸检发现两侧肾脏大小不等,右侧肾稍大,表现光滑,切面皮质与髓质分界清楚。左肾明显缩小,表面呈颗粒状,有不规则凹陷性瘢痕,皮质与髓质分界不清,有的肾乳头萎缩,肾盂变性,黏膜粗糙。此肾的病变属于
   A. 高血压性固缩肾　　B. 动脉粥样硬化性固缩肾　　C. 动脉栓塞后肾硬化
   D. 慢性肾盂肾炎　　E. 左肾先天发育不全
17. 成年男尸,双肾体积明显缩小,表面高低不平,呈细颗粒状,质硬,切面皮质变薄,病理诊断最大的可能是
   A. 慢性肾盂肾炎　　B. 膜性肾小球肾炎　　C. 膜性增生性肾炎
   D. 慢性硬化性肾炎　　E. 急性肾炎
18. 患儿,8岁。2周前曾患化脓性扁桃体炎治愈,近3天来眼睑水肿,尿量减少,治疗

月余后痊愈。该患儿的诊断最可能是

A. 急性弥漫增生性肾小球肾炎　B. 膜性肾小球肾炎
C. 快速进行性肾小球肾炎　D. 新月体性肾小球肾炎
E. 以上均不是

19. 题18中,患儿发生尿量减少的机制是
A. 新月体形成后,阻塞肾球囊引起少尿
B. 内皮细胞和系膜细胞增生压迫毛细血管,肾小球滤过率减少
C. 肾小管重吸收功能亢进
D. 基底膜增厚压迫肾小球,使其滤过率减少
E. 以上均不是

20. 患者,女,53岁,近10年经常发热、腰痛、尿频、尿急,现出现夜尿次数增多,伴血压升高及氮质血症。该患者的诊断最可能是
A. 急性肾炎　B. 新月体性肾小球肾炎　C. 膜性肾小球肾炎
D. 慢性肾盂肾炎　E. 以上都不是

21. 成年男性患者,B超示双肾明显缩小,皮质明显变薄,病理诊断的最大可能是
A. 瘢痕肾　B. 膜性肾小球肾炎　C. 新月体性肾小球肾炎
D. 慢性肾小球肾炎　E. IgA肾病

22. 患者,女,43岁,反复尿频、尿急、尿痛20年,间歇性颜面水肿3年伴夜尿增多1年,加重10天,尿蛋白(++)。B超示肾脏不对称缩小、变形。该患者的诊断是
A. 慢性肾盂肾炎　B. 膜性肾小球肾炎　C. 新月体性肾小球肾炎
D. 慢性肾小球肾炎　E. IgA肾病

[B型题]

(23~26题共用备选答案)
A. 大红肾、蚤咬肾　B. 大白肾　C. 瘢痕肾
D. 继发性颗粒样固缩肾　E. 新月体

23. 膜性肾病可见
24. 急性弥漫增生性肾小球肾炎可见
25. 慢性硬化性肾小球肾炎可见
26. 慢性肾盂肾炎可见

(27~30题共用备选答案)
A. 毛细血管内皮细胞和系膜细胞增生　B. 肾球囊壁层上皮细胞增生
C. 毛细血管基底膜增厚　D. 肾小球集中
E. 血尿、腰痛、肾区肿块

27. 肾细胞癌可见
28. 急性弥漫增生性肾小球肾炎可见

29. 慢性硬化性肾小球肾炎可见

30. 膜性肾病可见

二、名词解释

1. 肾小球肾炎

2. 肾病综合征

3. 肾盂肾炎

4. 肾母细胞瘤

5. 肾癌三联征

三、病例分析

患儿，男，7 岁，因眼睑水肿、尿少 3 天入院。1 周前曾发生上呼吸道感染。体格检查：眼睑水肿，咽红肿，心肺(－)，血压 126/91 mmHg。实验室检查：尿常规示红细胞(＋＋)，尿蛋白(＋＋)，红细胞管型 0～3/HP；24 小时尿量 350 mL，尿素氮 11.4 mmol/L，血肌酐 170 μmol/L。B 超检查：双肾对称性增大。

分析：

1. 请为此患者做出诊断。

2. 描述患者肾脏的病理变化。

3. 根据病理变化解释患者出现的一系列临床表现。

（魏晶晶　童小华）

第十七章　传染病

一、选择题

［A1 型题］

1. 对结核病发生起着特别重要作用的是
   A. 感染的细菌数量大
   B. 机体与结核病患者接触
   C. 机体对结核菌缺乏免疫力或处于过敏状态
   D. 细菌毒力强
   E. 患者年龄小
2. 结核结节中最具有诊断意义的细胞成分是
   A. 朗汉斯巨细胞和淋巴细胞　　B. 朗汉斯巨细胞和上皮样细胞
   C. 淋巴细胞和上皮样细胞　　D. 上皮样细胞和异物巨细胞
   E. 异物巨细胞和纤维母细胞
3. 细菌性痢疾肠道病变最显著的部位是在
   A. 升结肠　　D. 横结肠　　C. 降结肠
   D. 乙状结肠　　E. 乙状结肠和直肠
4. 全身血行播散型结核病常常是肺结核经哪种途径播散的结果
   A. 淋巴道　　B. 血液循环　　C. 支气管
   D. 潜伏的病菌重新繁殖　　E. 沿组织间隙蔓延
5. 肠结核溃疡的大体形态是
   A. 呈椭圆形,溃疡的长轴与肠道的长轴平行
   B. 呈口小底大的烧瓶状
   C. 呈不规则地图状
   D. 呈带状,其长径与肠长轴垂直
   E. 呈火山喷口状
6. 我国目前所见的细菌性痢疾最常见的致病菌是
   A. 宋内菌和福氏菌　　B. 鲍氏菌　　C. 宋内菌
   D. 志贺菌　　E. 舒密次菌
7. 伤寒带菌者细菌一般居留在
   A. 小肠　　B. 胆囊　　C. 大肠
   D. 胆小管　　E. 肝脏
8. 伤寒的病理变化主要特征是
   A. 肠道溃疡　　B. 脾大　　C. 肝大

D. 腹直肌变性　E. 伤寒肉芽肿

9. 下列哪一项不是肠伤寒的临床表现
A. 相对缓脉　B. 皮肤玫瑰疹　C. 脾大
D. 白细胞计数增多　E. 高热

10. 结核病的坏死属于
A. 凝固性坏死　B. 液化性坏死　C. 干酪样坏死
D. 干性坏疽　E. 湿性坏疽

11. 构成结核结节的主要细胞是
A. 浆细胞　B. 淋巴细胞　C. 纤维母细胞
D. 巨噬细胞　E. 类上皮细胞和朗汉斯巨细胞

12. 组成伤寒小结的细胞是
A. 类上皮细胞　B. 多核巨细胞　C. 淋巴细胞
D. 浆细胞　E. 巨噬细胞

13. 结核结节中具有诊断意义的是
A. 类上皮细胞及干酪样坏死　B. 淋巴细胞
C. 朗汉斯巨细胞　D. 纤维母细胞
E. 浆细胞

14. 以下不符合结核病治愈转归的是
A. 吸收消散　B. 纤维化　C. 纤维包裹
D. 钙化　E. 病灶周围炎

15. 伤寒病理变化的主要特征是
A. 肠道发生溃疡　B. 脾大　C. 胆囊炎
D. 全身单核-巨噬细胞系统增生　E. 腹直肌发生蜡样变性

[A2 型题]

16. 男性童尸，尸检见双肺充血，布满灰白色粟粒大小结节，病理诊断为
A. 间质性肺炎　B. 麻疹性肺炎　C. 血行播散型肺结核
D. 小叶性肺炎　E. 葡萄球菌性肺炎

17. 患儿，6 岁，近来常感乏力、食欲不佳、午后盗汗。胸透：右肺上叶下部可见片状阴影，右肺门淋巴结肿大。该患儿应诊断为
A. 小叶性肺炎　B. 大叶性肺炎　C. 支原体性肺炎
D. 病毒性肺炎　E. 原发性肺结核

18. 患者，男，58 岁，有结核病病史 20 余年。近来午后盗汗，体温略高，乏力，咳嗽、咳痰，X 线示右肺上叶可见一直径 4 cm 的病灶，CT 进一步检查示病灶内有小洞，边缘光滑，外周有斑片状阴影。该患者应诊断为
A. 炎性假瘤　B. 肺癌　C. 结核球
D. 转移瘤　E. 以上均不是

19. 患者，女，59 岁，2 个月前出现劳累后咳嗽、少量咯血，伴低热、盗汗、胸闷、乏力、食欲不振，体重下降，一直未重视，今日因症状加重就诊，X 线示边缘模糊的云絮状阴影。患者最可能的诊断是

A. 支气管扩张　B. 肺脓肿　C. 肺癌
D. 肺炎　E. 浸润性肺结核

20. 患者，男，53 岁，持续性高热，心跳过缓，腹胀、腹泻并见出血 3 个月，因中毒性休克死亡。尸检：广泛腹膜炎，回肠末端见一穿孔，回肠孤立和集合淋巴结肿胀、坏死、溃疡，脾大。该患者的诊断是

A. 细菌性痢疾　B. 肠伤寒　C. 肠结核
D. 急性坏死性肠炎　E. 阿米巴痢疾

[B 型题]

（21～23 题共用备选答案）

A. 溃疡呈环形或带状，长轴与肠的长轴垂直
B. 溃疡呈长椭圆形，与肠的长轴平行
C. 溃疡呈烧瓶状，口小底大
D. 溃疡边缘呈堤状隆起
E. 溃疡表浅，呈地图状

21. 肠伤寒的溃疡特征是
22. 细菌性痢疾的溃疡特征是
23. 肠结核溃疡的大体形态是

（24～27 题共用备选答案）

A. 变质性炎　B. 浆液性炎　C. 纤维素性炎
D. 蜂窝织炎　E. 增生性炎

24. 乙型脑炎属于
25. 急性化脓性阑尾炎属于
26. 细菌性痢疾属于
27. 伤寒属于

（28～31 题共用备选答案）

A. X 线示肺门呈哑铃状
B. X 线示边缘模糊的云絮状阴影
C. X 线示肺尖部单个结节状病灶
D. X 线示肺上叶 2～5 cm 处有孤立结节，周围呈毛刺状
E. X 线示肺内多个空洞，壁较厚

28. 局灶型肺结核
29. 浸润性肺结核
30. 纤维空洞型肺结核

31. 肺原发综合征

二、名词解释

1. 结核性肉芽肿
2. 原发综合征
3. 伤寒肉芽肿
4. 结核瘤
5. 传染病

三、病例分析

患者,男,42岁,工人,因咳嗽、消瘦1年多,加重1个月入院。1年前患者出现咳嗽、痰多,数月后咳嗽加剧,并伴有咯血数百毫升,咯血后症状日渐加重,反复出现畏寒、低热及胸痛,至3个月前痰量明显增多,精神萎靡,体质明显减弱,并出现腹痛、间歇交替性腹泻和便秘。其父10年前因结核性脑膜炎死亡。其父患病期间,患者曾同其父有过密切接触。

体格检查:体温38.5 ℃,呈慢性病容,消瘦,面色苍白,两肺布满湿啰音,腹软。胸片可见肺部有大小不等的透亮区及结节状阴影,痰液检出抗酸杆菌。

入院后经积极抗结核治疗无效而死亡。

尸检摘要:全身苍白,消瘦,肺与胸壁广泛粘连,胸腔、腹腔内均可见大量积液,喉头黏膜及声带粗糙。两肺胸膜增厚,右上肺有一厚壁空洞,直径3.5 cm,两肺各叶均见散在大小不一的灰黄色干酪样坏死灶。镜下见结核结节及干酪样坏死区,并以细支气管为中心的化脓性炎。回肠下段可见多处带状溃疡,镜下有结核病变。

分析:

1. 根据临床及尸检结果,请为该患者做出诊断,并说明诊断依据。
2. 用你所学的病理知识解释该患者的相应临床症状。
3. 请说明各种病变的关系。
4. 结合实际,请提出对这类疾病的防治方案。

(庞　乐　童小华)

参考答案

第一章　疾病概论

一、选择题

1. D	2. C	3. D	4. A	5. A	6. D	7. D	8. A	9. C	10. E
11. B	12. D	13. A	14. D	15. B	16. C	17. B	18. A	19. E	20. C
21. E	22. B	23. C	24. B	25. D	26. A	27. B	28. C	29. D	30. E

二、名词解释

1. 脑死亡:机体作为一个整体功能永久性停止的标志是全脑功能的永久性消失,目前一般均以枕骨大孔以上全脑死亡作为脑死亡的标准。

2. 病因:能够引起疾病并赋予该疾病特征性的因素,称为病因。

3. 健康:健康不仅是没有疾病或病痛,而且是一种躯体上、精神上和社会上的完全良好状态。

4. 诱因:那些能够促进和加强某一疾病原因作用的条件因素,称为诱因。

5. 亚健康:指介于健康与疾病之间的状态(包括躯体性、心理性、人际交往性亚健康状态)。

三、简答题

1. 机体作为一个整体功能的永久性停止的标志是全脑功能的永久性消失,即整体死亡的标志是脑死亡,目前一般以枕骨大孔以上全脑死亡作为脑死亡的标准。

判定脑死亡的根据:①不可逆昏迷和大脑无反应性;②呼吸停止,进行 15 分钟人工呼吸仍无自主呼吸;③颅神经反射消失;④瞳孔散大或固定;⑤脑电波消失;⑥脑血液循环完全停止(脑血管造影)。

2. 以烫伤为例,高温可引起皮肤及组织坏死,体液细胞大量渗出,引起循环血量锐减、血压下降等变化,均属损伤性变化。此时,机体可出现一系列变化,如白细胞计数升高、微动脉收缩、心率加快、心输出量增加等抗损伤反应。如果损伤力量较轻,则通过各种抗损伤反应和合适的治疗,机体可恢复健康;反之,如损伤较重,抗损伤的各种措施无法抗衡损伤反应,又无恰当而及时的治疗,则病情恶化。由此可见,损伤与抗损伤反应的斗争以及它们之间的力量对比常常影响疾病的发展方向和转归。应当强调的是,在损伤与抗损伤之间无严格的界限,它们之间可以相互转化。

在不同的疾病中,损伤和抗损伤的斗争是不相同的,这就构成了各种疾病的不同特征。在临床疾病的防治中,应尽量支持和加强抗损伤能力,从而减轻和消除损伤反应。损伤反应和抗损伤反应之间可以相互转化,如一旦抗损伤反应转化为损伤性反应时,则应全力消除或减轻它,以使病情稳定或好转。

(杨青青)

第二章　细胞组织的适应损伤修复

一、选择题

1. D　2. C　3. D　4. D　5. B　6. A　7. B　8. C　9. B　10. C
11. E　12. C　13. E　14. E　15. B　16. D　17. D　18. E　19. D　20. C
21. B　22. B　23. D　24. C　25. E　26. A　27. A　28. B　29. A　30. C

二、名词解释

1. 化生:一种分化成熟的细胞或组织在刺激因素作用下,转化为另一种分化成熟的细胞或组织的过程,称为化生。化生常发生于同源性细胞,是由未分化细胞向另一种细胞分化而成。

2. 肉芽组织:由新生的毛细血管、成纤维细胞和炎细胞组成的幼稚的结缔组织,肉眼呈鲜红色、颗粒状,柔软湿润,似鲜嫩的肉芽,故称肉芽组织。

3. 变性:由于某些原因引起细胞的物质代谢障碍,使细胞或间质内出现了异常物质或正常物质数量异常增多的形态学改变,称为变性。一般而言,变性是可复性的,严重变性常不能恢复而发展为坏死。

4. 机化:由肉芽组织取代坏死物、血栓、异物等的过程,称为机化。

5. 坏疽:是机体内直接或间接与外界相通的组织器官较大范围坏死合并不同程度的腐败菌感染,出现的特殊形态学改变,常分为干性坏疽、湿性坏疽和气性坏疽三种类型。

三、病例分析

(1)可能发生的改变:①脑萎缩;②脑梗死。

(2)病变特点:①肉眼见脑体积缩小,重量减轻,脑沟加深,脑回变窄,皮质变薄;左大脑半球有一软化灶;②镜下见神经细胞体积缩小、数量减少,软化灶周围有脑水肿、中性粒细胞和吞噬细胞浸润,并可见泡沫细胞。

(3)机制:①脑动脉粥样硬化—管腔相对狭窄且渐加重—脑组织慢性缺血—营养不良—萎缩;②脑动脉粥样硬化继发血栓形成—阻塞血管腔—动脉供血中断—脑梗死(软化)。

(郭晓华)

第三章　局部血液循环障碍

一、选择题

1. D　2. C　3. C　4. E　5. B　6. B　7. C　8. A　9. C　10. A
11. E　12. B　13. A　14. E　15. E　16. D　17. E　18. C　19. A　20. E
21. D　22. C　23. C　24. D　25. B　26. A　27. B　28. D　29. A　30. C
31. A

二、名词解释

1. 槟榔肝:慢性肝淤血时,肝小叶中央区因严重淤血呈暗红色,两个或多个肝小叶中央淤血区可相连,而肝小叶周边部肝细胞则因脂肪变性呈黄色,致使肝脏切面肉眼呈红(淤血区)黄(脂肪变性区)相间,形似槟榔切面的条纹,故称槟榔肝。

2. 心衰细胞:左心衰竭和肺淤血时,有些巨噬细胞吞噬了红细胞并将其分解,胞质内形成含铁血黄素,此时这种细胞称为心力衰竭细胞,又称心衰细胞。

3. 血栓:活体的心血管内,血液成分析出、黏集、凝固成为固体质块的过程称为血栓形成,所形成的固体质块称为血栓。

4. 栓子:进入血液循环系统的自体或外来的异物称为栓子,阻塞机体血管,并使相应区域的组织或器官因缺血而坏死。

5. 肺褐色硬化:长期左心衰竭和慢性肺淤血会引起肺间质网状纤维胶原化和纤维结缔组织增生,使肺质地变硬,加之大量含铁血黄素的沉积,肺呈棕褐色,称为肺褐色硬化。

6. 梗死:器官或局部组织由于血管阻塞、血流停止导致缺氧而发生的坏死,称为梗死。

7. 透明血栓:发生于微循环小血管内,只能在显微镜下见到,故又称微血栓,主要由纤维素构成,见于弥散性血管内凝血。

三、病例分析

(1)可能发生的疾病:急性左心衰竭。

(2)病变特点:①肉眼见肺体积增大、肿胀、质实,肺泡膜光滑、色暗红,切面有泡沫状血性液体流出;②镜下见肺泡壁毛细血管扩张,呈“串珠状”突起,肺泡壁增厚,肺泡间隔水肿,部分腔内有水肿液及出血。

(3)机制:左心腔内压力升高,阻碍肺静脉回流,造成肺淤血。

(杨青青)

第四章 炎 症

一、选择题

1. E 2. B 3. C 4. C 5. D 6. A 7. D 8. E 9. B 10. D
11. D 12. E 13. C 14. C 15. E 16. C 17. B 18. D 19. B 20. C
21. B 22. E 23. C 24. A 25. E 26. A 27. B 28. D 29. D 30. B
31. A 32. E 33. C 34. E

二、名词解释

1. 绒毛心:心包发生纤维素性炎时,在心脏的搏动下,心外膜形成大量绒毛状物质,称为绒毛心。

2. 窦道:由组织坏死后形成的只开口于皮肤黏膜表面的深在性盲管,称为窦道。

3. 脓肿:指局限性化脓性炎症,主要特征为组织坏死溶解,形成一个充满脓液的脓腔。

4. 败血症:指致病菌或条件致病菌侵入血液循环,并在血中生长繁殖,产生毒素而发生的急性全身性感染。

5. 炎症介质:是一组具有致炎作用的化学性物质。

三、简答题

1. 疖肿是毛囊被细菌感染后形成的较大块的红色肿物。疖肿多发生在人体受压的部位,如颈部或臀部。疖肿是一种化脓性毛囊及毛囊深部周围组织的感染。

(1)痊愈。

(2)迁延为慢性炎症。

(3)蔓延扩散:①局部蔓延;②淋巴道蔓延;③血行蔓延:可造成菌血症、毒血症、败血症、脓毒败血症。

2. ①红:炎性出血。②肿:炎性渗出所致,慢性炎症主要是局部组织增生。③热:动脉性出血。④痛:主要是由炎症介质引起。此外,局部张力升高、钾离子增多等亦可引起。⑤功能障碍:因局部组织变性、坏死、代谢异常、炎性渗出、疼痛等所致。

3. 纤维素性炎好发于黏膜、浆膜及肺组织。其病变特点如下。

(1)发生于黏膜时,渗出的纤维蛋白原形成的纤维素、坏死组织和中性粒细胞共同形成一层膜状物,覆盖于黏膜表面,称为假膜。此类炎症又称假膜性炎,常见于痢疾、白喉等。咽部白喉与深层结合牢固,不易脱落,而气管白喉假膜易脱落,堵塞气管可引起窒息。

(2)浆膜的纤维素性炎见于胸膜、腹膜和心包膜。发生于心包膜者,由于心外膜大量渗出的纤维素在心脏搏动的影响下形成无数绒毛状物,覆盖于心脏表面,故有“绒毛心”之称。若纤维素不能吸收,则被机化,引起心包纤维性粘连,从而发生心包闭锁。

(3)肺的纤维素性炎见于大叶性肺炎的肝样变期,此时肺泡腔内充满大量的纤维素、红细胞或白细胞。若纤维素不能被溶解吸收,则由肉芽组织取代,发生机化,形成肺肉质变。

(杨青青)

第五章 肿 瘤

一、选择题

1. B 2. E 3. A 4. B 5. D 6. D 7. B 8. A 9. E 10. A
11. C 12. B 13. B 14. D 15. A 16. C 17. A 18. B 19. E 20. B
21. A 22. C 23. D 24. E 25. C 26. D 27. D 28. A

二、名词解释

1. 异型性:肿瘤无论是细胞形态还是组织结构都与起源组织有不同程度的差

异，这种差异称为异型性。

2. 原位癌：指局限于黏膜上皮层内或皮肤的表皮内，未突破基底膜的癌。

3. 转移：（原发瘤、转移瘤）肿瘤细胞从原发部位侵入淋巴管、血管或体腔，被带到其他部位继续生长，形成与原发部位肿瘤组织学类型相同肿瘤的过程，称为转移。原发部位的肿瘤称为原发瘤，新形成的肿瘤称为转移瘤。

4. 癌巢：镜下癌细胞聚集成片块状、条索状或腺管状结构，称为癌巢。

5. 癌前病变：是一类具有癌变潜在可能的良性病变，长期不能治愈，有可能转为癌。

三、病例分析

（1）结肠多发性息肉有家族遗传史（病史），为癌前病变，发展下去成为结肠癌。癌肿增大，阻塞肠腔，可发生肠梗阻。

（2）8 年前发现结肠多发性息肉，应及时做手术，可防止癌变。

（刘志宏　祁晓民）

第六章　发　热

一、选择题

1. A　2. E　3. D　4. D　5. A　6. E　7. A　8. D　9. B　10. D
11. D　12. D　13. E　14. A　15. D　16. B　17. D　18. B　19. C　20. D
21. A　22. B　23. C　24. D　25. A　26. A　27. D

二、名词解释

1. 内生致热原：指产内生致热原细胞在发热激活物的作用下，产生和释放的能引起体温升高的物质。

2. 发热：由于致热原的作用使体温调定点上移而引起调节性体温升高（超过 0.5 ℃），称为发热。

3. 热型：将发热患者在不同时间测得的体温数值分别记录在体温单上，并将各体温数值点连接起来组成体温曲线，该曲线的不同形态（形状）称为热型。

4. 发热激活物：指能激活体内产内生致热原细胞，使之产生和释放内生致热原的物质。

5. 稽留热：指体温恒定地维持在 39～40 ℃及以上的高水平达数天或数周，且 24 小时内体温波动范围不超过 1 ℃者。

三、简答题

1. 体温上升期：产热 > 散热；高峰期：产热 ≈ 散热；体温下降期：散热 > 产热。

2. 由于致热原的作用使体温中枢调定点上移而引起的调节性体温升高，当体温超过 0.5 ℃时，称为发热。发热可看作是疾病的信号和重要的临床表现；体温曲线变化往往反映病情变化，对判断病情、评价疗效和估计预后均有重要参考价值。

3. 体温升高并不都是发热。体温上升只有超过0.5 ℃时，才有可能成为发热。但体温升高超过正常值0.5 ℃，除发热外，还可见于过热和生理性体温升高。发热是指由于致热原的作用使体温调定点上移而引起的调节性体温升高；而过热是指是由于体温调节障碍导致机体产热与散热失平衡而引起的被动性的体温升高；生理性体温升高是指在生理条件下，例如月经前期或剧烈运动后出现的体温升高超过正常值0.5 ℃。后两种体温升高从本质上不同于发热。

四、病例分析

(1)根据患者的病史和查体情况，患者最大可能是发生了上呼吸道感染。

(2)上呼吸道感染多由病毒引起，主要有流感病毒、副流感病毒等；细菌感染可直接或继病毒感染之后发生，尤以溶血性链球菌为多见。患者常在受凉、疲劳等诱因作用下，机体或呼吸道局部防御功能降低时，使原已存在于呼吸道或从外界侵入的病毒或细菌大量繁殖，引起上呼吸道感染。病毒、细菌等作为发热激活物，使机体产生内生致热原，进而导致机体发热。

(杨青青)

第七章 应 激

一、选择题

1. B　2. E　3. E　4. B　5. D　6. C　7. D　8. D　9. B　10. C
11. C　12. E　13. A　14. D　15. C　16. C　17. D　18. A　19. C　20. B
21. D　22. C　23. D　24. D　25. A

二、名词解释

1. 应激：指机体在受到各种内、外环境因素刺激时所出现的非特异性全身反应。

2. 应激性溃疡：指患者在遭受各类重伤(包括大手术)、重病或其他应激情况下，出现胃、十二指肠黏膜的急性病变，主要表现为胃、十二指肠黏膜的糜烂、浅溃疡、渗血等，少数溃疡可较深或发生穿孔。

3. 全身适应综合征(GAS)：GAS是对应激反应所导致的各种各样机体损害和疾病的总称。GAS可分为警觉期、抵抗期、衰竭期三期。

4. 应激原：凡是能够引起应激反应的各种因素，皆可称为应激原。

5. HSP：指从细菌到哺乳动物中广泛存在的一类热应急蛋白质。当有机体暴露于高温的时候，就会由热激发合成此种蛋白，来保护有机体自身。

三、简答题

1. 任何刺激只要能达到一定的强度，除引起刺激因素的直接效应外，还出现以交感－肾上腺髓质系统和下丘脑－垂体－肾上腺皮质轴兴奋为主的神经内分泌反应。神经内分泌反应所引起的一组反应，不管刺激因素的性质如何，这一组变化都大致相似；应激反应是一个相当泛化的反应，从神经内分泌、功能代谢、体液细胞直至基因水平都有广泛的激活，其整个反应既广泛，又有显著的针对性，故应激是一种非特异性全身反应。

2. 在机体遇到有害因素时发生应激反应，可提高机体的准备状态，有利于机体进行战斗或逃避，也有利于机体在变动环境中维持机体的自稳态，增强机体的适应能力，但应激原作用过强或持续时间过长可导致机体发生疾病，甚至死亡。

3. 在应激情况下，出现胃、十二指肠黏膜的急性病变，表现为黏膜的糜烂、浅溃疡、渗血，少数溃疡可较深或发生穿孔，主要与胃黏膜缺血、胃内氢离子的反向弥散、胆汁逆流、糖皮质激素分泌增多、胃黏膜合成前列腺素减少等机制有关。

四、病例分析

（1）患者术后出现柏油样便的原因宜考虑应激性溃疡，这可能与患者因外科手术发生应激反应，引起胃肠黏膜缺血、H^+弥散至黏膜内使膜内 pH 明显下降而损伤黏膜细胞等因素有关。

（2）患者出现四肢厥冷、血压下降、心率增快，说明患者发生了失血性休克，且接近失代偿期。其发生机制与应激性溃疡发生后造成消化道大出血，引起体内有效循环血量急剧减少，交感－肾上腺髓质系统强烈兴奋等机制有关。

（杨青青）

第八章 水、电解质代谢紊乱

一、选择题

1. A　2. A　3. D　4. D　5. D　6. C　7. D　8. D　9. C　10. C
11. E　12. E　13. D　14. C　15. E　16. C　17. B　18. D　19. B　20. D
21. B　22. A　23. A　24. D　25. E　26. C　27. B

二、名词解释

1. 电解质：体液中的各种无机盐及一些低分子有机物以离子状态溶于体液中，称为电解质。

2. 高渗性脱水：指失水大于失钠、血清钠浓度大于 150 mmol/L，血浆渗透压大于 310 mmol/L。

3. 脱水征：低渗性脱水时，组织间液向血管内转移，使组织间液明显减少，出现机体皮肤弹性下降、眼窝和婴儿囟门凹陷，称为脱水貌，即脱水征。

4. 水中毒：肾排水能力降低而摄入水分过多时，大量低渗液体在体内积聚，进而引起一系列临床中毒表现，称为水中毒。

5. 低钠血症：指血清钠浓度高于 135 mmol/L。

三、病例分析

1. 该患者发生了等渗性脱水。

2. 患者因连续服用泻药，肠液流失，导致等渗性脱水。等渗性脱水是外科患者最易发生的一种脱水类型；水和钠成比例地丧失，因而血清钠在正常范围，细胞外液渗透压也维持正常。它造成细胞外液量（包括循环血量）的迅速减少；因丧失的液体为等渗，基本上不改变细胞外液的渗透压，最初细胞内液并不向细胞外液间隙转移，以代偿细胞外液的减少，故细胞内液量并不发生变化。

（刘志宏）

第九章 酸碱平衡紊乱

一、选择题

1. D 2. D 3. E 4. B 5. D 6. C 7. D 8. C 9. A 10. B
11. A 12. B 13. C 14. E 15. B 16. B 17. D 18. E 19. C 20. A
21. B 22. C 23. D 24. A 25. E

二、名词解释

1. 呼吸性碱中毒：指由于肺通气过度使血浆 H_2CO_3浓度或 $PaCO_2$原发性减少，导致 pH 值升高（ >7.45）。

2. 固定酸：指不能变成气体而由肺呼出，只能通过肾由尿排出的酸性物质，又称非挥发酸。

3. 碱剩余（BE）：血液 pH 偏酸或偏碱时，在标准条件下，即温度为 38 ℃，1 个标准大气压，P_{CO_2} 5.32 kPa（40 mmHg）、血红蛋白完全氧合，用酸和碱将 1 L 血液 pH 值调至 7.40 所需加入的酸或碱量，就是 BE 或 BD，表示全血或者血浆中碱储备增加或减少的情况。

4. 阴离子间隙（AG）：指血清中常规测得的阳离子总数与阴离子总数之差，即血清中钠离子数减去碳酸氢根和氯离子数，其本质是反映未测定阴离子（UA）和未测定阳离子（UC）之差。它是协助判断代谢性酸中毒和各种混合性酸碱失衡的重要指标。

5. 代谢性酸中毒：是最常见的一种酸碱平衡紊乱，是由细胞外液 H^+ 增加或 HCO_3^- 丢失而引起的，以原发性 HCO_3^- 降低（ <21 mmol/L）和 pH 值降低（ <7.35）为特征。

三、病例分析

1. 该患者首先考虑呼吸性酸中毒，这是由于该患者患有肺心病，存在外呼吸通气障碍而致 CO_2排出受阻，引起 CO_2蓄积，使 $PaCO_2$升高，导致 pH 值下降。呼吸性酸中毒发生后，机体通过血液非碳酸氢盐缓冲系统和肾代偿，使 HCO_3^- 浓度增高。

该患者还有低氯血症，Cl^- 正常值为 104 mmol/L，而患者此时测得 92 mmol/L。原因在于高碳酸血症使红细胞中 HCO_3^- 生成增多，后者与细胞外 Cl^- 交换，使 Cl^- 转移入细胞；以及酸中毒时肾小管上皮细胞产生 NH_3增多、$NaHCO_3$重吸收增多，使尿中 NH_4Cl 和 NaCl 的排出增加，均使血清 Cl^- 降低。

2. 患者昏睡的机制可能是由于肺心病患者有严重的缺氧和酸中毒引起的。①酸中毒和缺氧对脑血管的作用：酸中毒和缺氧使脑血管扩张，损伤脑血管内皮，导致脑间质水肿，缺氧还可使脑细胞能量代谢障碍，形成脑细胞水肿；②酸中毒和缺氧对脑细胞的作用：神经细胞内酸中毒一方面可增加脑谷氨酸脱羧酶活性，使 γ - 氨基丁酸生成增多，导致中枢抑制；另一方面增加磷脂酶活性，使溶酶体酶释放，引起神经细胞和组织的损伤。

（魏晶晶）

第十章　缺　氧

一、选择题

1. A	2. C	3. A	4. C	5. A	6. B	7. C	8. A	9. D	10. C
11. C	12. E	13. D	14. B	15. B	16. C	17. D	18. C	19. D	20. A
21. B	22. A	23. E	24. C	25. A	26. D	27. C	28. E	29. A	30. D

二、名词解释

1. 缺氧：指因组织的氧气供应不足或用氧障碍而导致组织的代谢、功能和形态结构发生异常变化的病理过程。缺氧是临床各种疾病中极常见的一类病理过程。

2. 肠源性发绀：指食用大量含硝酸盐的食物后，肠道细菌将硝酸盐还原为亚硝酸盐，经吸收后导致的高铁血红蛋白血症。

3. 血氧容量：指 100 mL 血液中血红蛋白为氧充分饱和时的最大携氧量，取决于血红蛋白的质和量；该项指标反映血液携带氧的能力（正常值为 20 mL/dL）。

4. 发绀：当毛细血管中脱氧血红蛋白平均浓度超过 5 g/dL 时，皮肤黏膜呈青紫色，称为发绀。

5. 血氧饱和度：指血液中被氧结合的氧合血红蛋白的容量占全部可结合的血红蛋白容量的百分比，即血液中血氧的浓度，是呼吸循环的重要生理参数。

三、简答题

1. 氧合血红蛋白颜色鲜红，而脱氧血红蛋白颜色暗红。当毛细血管血液中脱氧血红蛋白的平均浓度超过 5 g/dL 时，皮肤和黏膜呈青紫色的体征，称为发绀。发绀是缺氧的表现，但不是所有缺氧患者都有发绀。低张性缺氧时，因患者动脉血氧含量减少，脱氧血红蛋白增加，较易出现发绀。循环性缺氧时，因血流缓慢和淤滞，毛细血管和静脉血氧含量降低，亦可出现发绀。患者如合并肺循环障碍，发绀可更明显。高铁血红蛋白呈棕褐色，患者皮肤和黏膜呈咖啡色或类似发绀。而严重贫血的患者因血红蛋白总量明显减少，脱氧血红蛋白不易达到 5 g/dL，所以不易出现发绀。碳氧血红蛋白颜色鲜红，一氧化碳中毒的患者皮肤黏膜呈现樱桃红色。组织性缺氧时，因毛细血管中氧合血红蛋白增加，患者皮肤可呈玫瑰红色。

2. 急性左心衰竭常引起循环性缺氧和低张性缺氧的混合类型。由于心输出量减少，血流速度减慢，组织供血、供氧量减少，引起循环性缺氧。同时，急性左心衰竭引起广泛的肺淤血和肺水肿，肺泡内因氧弥散入血减少而合并呼吸性缺氧。患者

PaO_2、动脉血氧含量和血氧饱和度可降低，血氧容量正常，从毛细血管内向细胞弥散的氧量减少，动－静脉血氧含量差可以减少，但如外周血流缓慢，细胞从单位容积血中摄氧量增加，动－静脉血氧含量差可以增大。

四、病例分析

1. 导致患者神志不清的原因是通风不良的温室中原已有一定量的CO蓄积，为火炉添煤时因煤不完全燃烧又产生的大量的CO，结果引起患者中毒。机制：CO与Hb的亲和力约比O_2大210倍，空气中CO过多时，血内形成大量碳氧血红蛋白，使Hb丧失携氧能力，致使血氧含量下降。CO还可抑制红细胞内的糖酵解过程，使2,3－DPG生成减少，氧离曲线左移，氧合血红蛋白向组织释放O_2也减少，从而使患者严重缺氧，导致昏迷。

2. 缺氧类型为血液性缺氧，本病例中，血氧容量为10.8 mL%，属于明显降低，但动脉血氧分压(12.6 kPa)和血氧饱和度(95%)均属正常，符合血液性缺氧时血氧变化的特点。

（魏晶晶）

第十一章　弥散性血管内凝血

一、选择题

1. C　2. E　3. D　4. E　5. A　6. E　7. E　8. B　9. C　10. A
11. C　12. D　13. B　14. B　15. E　16. C　17. C　18. B　19. D　20. E
21. B　22. B　23. E　24. D　25. A　26. C　27. A　28. D

二、名词解释

1. 弥散性血管内凝血(DIC)：是临床常见的病理过程，其基本特点是由于某些致病因子的作用，凝血因子和血小板被激活，大量促凝物质入血，凝血酶增加，进而微循环中形成广泛的微血栓。微血栓形成中消耗了大量凝血因子和血小板，继发性纤维蛋白溶解功能增强，导致患者出现明显的出血、休克、器官功能障碍和溶血性贫血等临床表现。在临床上，DIC是一种危重的综合征。

2. 华－佛综合征：指微血栓导致的肾上腺皮质出血坏死产生的肾上腺皮质功能障碍。

3. 外源性凝血途径：由组织因子(TF)启动的凝血途径，称为外源性凝血途径(又称组织因子途径)。目前认为，TF是引起凝血系统激活最重要的生理性启动因子，故凝血过程主要由组织因子途径启动。

4. 蛋白C(PC)：一种由肝脏合成的糖蛋白，属蛋白酶类凝血抑制物。它以酶原形式存在于血液中，凝血酶与TM形成的复合物可将PC活化成激活的蛋白C(APC)。APC具有水解(灭活)FⅤa、FⅧa的功能，起抗凝作用。

5. 裂体细胞：DIC引起溶血性贫血时，外周血涂片中出现一些特殊的形态各异的红细胞,其外形呈盔形、星形、新月形等,统称为裂体细胞或红细胞碎片。裂体细胞脆性高,容易发生溶血。

三、病例分析

1. DIC 的病因:肝炎病毒感染;诱因:急性黄疸型肝炎引起肝功能严重障碍;发生机制:主要抗凝物质在肝脏合成,当肝脏功能严重障碍时,可使凝血、抗凝、纤溶过程失调。

2. 血小板进行性减少是由于 DIC 发生、发展过程中血小板消耗与聚集加剧所致。凝血酶原时间(PT)延长是由于纤维蛋白原、Ⅶ因子、Ⅴ因子和Ⅹ因子减少所致,另外也可能受 FDP 增加的影响。PT 是在受检血浆中加入组织凝血活酶(兔脑、胎盘等的浸出液)和适量 Ca^{2+},观察血浆凝固时间,主要检测外源性凝血途径的试验。纤维蛋白原减少是由于进行性消耗过多所致。

3. 微血栓形成中消耗了大量凝血因子和血小板,继发性纤维蛋白溶解功能增强,导致患者出现明显的出血。

4. 少尿、无尿的原因是由于 DIC 过程中微血栓形成累及肾脏,导致急性肾衰竭。

(杨青青)

第十二章　休　克

一、选择题

1. E　2. A　3. B　4. C　5. D　6. E　7. C　8. C　9. E　10. A
11. C　12. C　13. A　14. D　15. E　16. B　17. A　18. C　19. A　20. D
21. B　22. E　23. B　24. E　25. A　26. A　27. A　28. E　29. A　30. A
31. A

二、名词解释

1. 休克:指多种致病因素引起的有效循环血量减少、组织灌注不足、细胞代谢紊乱和内脏器官功能受损的一种综合征。

2. 自身输血:静脉系统属于容量血管,可以容纳总血量的 60% ~70%,肌性微静脉和小静脉收缩,肝、脾等储血库紧缩,可迅速而短暂地减少血管床容量,增加回心血量,有利于维持动脉血压,这种代偿叫作“自身输血”。

3. MODS:多器官功能障碍综合征(MODS)是指在严重创伤、感染和休克时,原无器官功能障碍的患者同时或在短时间内相继出现两个以上器官系统的功能障碍。

4. ARDS:即急性呼吸窘迫综合征,休克患者出现血氧弥散障碍,通气/血流比例失调,导致进行性呼吸困难。

5. 自身输液:由于微动脉、后微动脉和毛细血管前括约肌比微静脉对儿茶酚胺更为敏感,导致毛细血管前阻力大于后阻力,毛细血管中流体静压下降,促使组织液回流进入血管,起到“自身输液”作用。

三、病例分析

1. 本病例属失血性休克。由于严重创伤造成短时间内大量失血(腹腔穿刺有血、X 线摄片示骨盆骨折、手术见腹腔积血 2500 mL)，加上剧烈疼痛引起体内交感－肾上腺髓质系统、肾素－血管紧张素－醛固酮系统强烈兴奋，多种缩血管物质释放，使患者迅速进入休克早期。但因失血量大且未能及时止血，机体的代偿反应难以达到暂时维持动脉血压和心、脑的血供(动脉平均压为 50 mmHg、舒张压仅 40 mmHg)，故很快就进入休克期(神志恍惚、未见排尿、术中血压一度降至零、手术见腹腔积血 2500 mL〔相当于总血量的 50%〕)。

2. 治疗中使用碳酸氢钠溶液是为了纠正患者体内的代谢性酸中毒，此举有助于改善血管壁平滑肌对血管活性物质的反应性，增强心肌的收缩力，降低升高的血钾浓度。应用速尿促进利尿，可以排出血液中积聚的酸性及有毒代谢产物、降低血钾和防止发生严重的并发症。

(刘志宏)

第十三章　心血管系统疾病

一、选择题

1. C　2. B　3. E　4. C　5. D　6. C　7. E　8. A　9. A　10. C
11. B　12. A　13. B　14. A　15. C　16. D　17. E　18. C　19. D　20. A

二、名词解释

1. 风湿小体：为风湿病特征性增生病变，多发生于心肌间质、心内膜下和皮下结缔组织，略呈梭形，其中心为纤维素样坏死灶，周围有风湿细胞增生及少量淋巴细胞和单核细胞浸润。

2. 心绞痛：指由心肌急剧的、暂时性的缺血、缺氧所造成的一种常见的临床综合征。

3. 心肌梗死：指由于冠状动脉供血中断，使供血区持续缺血而导致的较大范围的心肌坏死。

4. 高血压：指体循环动脉血压持续升高，是一种导致心、脑、肾和血管改变的最常见的临床综合征。

5. 心功能不全和心力衰竭：心功能不全和心力衰竭在本质上是相同的，只是程度上的差别。心功能不全常指心功能受损后从代偿阶段到失代偿阶段的全过程，而心力衰竭一般是指心功能不全的失代偿阶段，表现出明显的临床症状和体征。临床上，心功能不全和心力衰竭这两个概念往往是通用的，不进行严格区分。

三、病例分析

(1)该患者是高血压病。

(2)患者有高血压病史 10 余年，说明本例属缓进型高血压，病情已发展到器官病变期。

(3)死亡原因是脑出血。

(刘志宏　祁晓民)

第十四章　呼吸系统疾病

一、选择题

1. B　2. C　3. E　4. C　5. D　6. C　7. C　8. A　9. B　10. A
11. A　12. C　13. A　14. A　15. C　16. A　17. A　18. C　19. B　20. E
21. C　22. B　23. E　24. E

二、名词解释

1. 肺肉质变:大叶性肺炎时,肺泡腔内纤维蛋白等渗出物不能彻底吸收清除,则由肉芽组织机化,部分肺组织变成褐色肉样组织,称为肺肉质变。

2. 大叶性肺炎:指主要由肺炎球菌引起的以肺泡内弥漫性纤维素渗出为主的炎症,病变通常累及肺大叶的全部或大部分。

3. 小叶性肺炎:是以细支气管为中心,以所属肺小叶为单位的急性化脓性炎症。

4. 慢性支气管炎:是以支气管黏膜及黏膜下层增生为特点的慢性炎症,临床以长期咳嗽、咳痰为主要症状。

5. 呼吸功能不全和呼吸衰竭:呼吸功能不全是指任何原因引起的外呼吸功能障碍,不能维持正常机体所需的气体交换,表现出一系列症状和体征者。呼吸衰竭指呼吸功能不全发展到严重阶段,导致 PaO_2降低或伴有 $PaCO_2$增高的病理过程。

三、病例分析

(1)该患儿是小叶性肺炎、心力衰竭。

(2)根据患儿发热、咳嗽、咳痰,两肺散在中、小水泡音及肺尸检所见,可诊断为小叶性肺炎,又因患儿喘息,呼吸、心跳加快,心音钝,明显因缺氧而发生心力衰竭。

(3)死亡原因是心力衰竭、呼吸衰竭。

(刘志宏　祁晓民)

第十五章　消化系统疾病

一、选择题

1. E　2. B　3. A　4. E　5. B　6. D　7. E　8. E　9. D　10. C
11. A　12. D　13. D　14. E　15. C　16. D　17. D　18. C　19. C　20. C
21. C　22. C　23. C　24. E　25. A　26. D　27. C　28. A　29. B　30. D

二、名词解释

1. 桥接坏死:指坏死灶呈条索状向肝小叶内伸展构成中央静脉之间、门管区之间或中央静脉与门管区之间的桥状融合性肝细胞坏死连接。坏死范围大且呈带状,可以贯穿两个肝小叶——破坏小叶结构。

2. 复合型溃疡：胃和十二指肠同时发生溃疡者，称为复合型溃疡。

3. 早期食管癌：病变较局限，仅累及黏膜层或黏膜下层，未侵及肌层，无淋巴结转移。

4. 假小叶：肝细胞变性、坏死，网状纤维支架被破坏并塌陷，塌陷的网状支架互相融合，形成胶原纤维；汇管区成纤维细胞增生并产生胶原纤维，这些胶原纤维间隔在中央静脉和汇管区等处相互连接，分割、包绕而改建肝小叶结构，形成圆形或椭圆形大小不等的肝细胞团，从而形成假小叶。

5. 早期胃癌：不论范围大小、是否有周围淋巴结转移，只要癌组织仅限于黏膜层或黏膜下层者，均称为早期胃癌。

三、病例分析

1. 诊断：病毒性肝炎、肝硬化、原发性肝癌。

依据：有乙肝病史；上腹饱胀不适、食欲下降、乏力；实验室检查（AFP、蛋白、胆红素、乙肝标志物测定等）；腹水征（+）；肝大，质硬，表面呈结节状，边缘不规则；脾大；双下肢凹陷性水肿；B 超检查结果。

2. 脾大、脾功能亢进、胃肠道消化功能障碍、肝功能障碍（牙龈出血）、上消化道出血、水肿、腹水等。

3. 肝功能衰竭、肝癌恶病质。

4. 大体分型：巨块型、结节型、弥漫型；组织学分型：肝细胞癌、胆管上皮癌、混合细胞性肝癌。本例属于巨块型。

（魏晶晶　童小华）

第十六章　泌尿系统疾病

一、选择题

1. E	2. D	3. B	4. E	5. E	6. B	7. D	8. D	9. A	10. C
11. E	12. E	13. B	14. E	15. C	16. D	17. D	18. A	19. B	20. D
21. D	22. A	23. B	24. A	25. D	26. C	27. E	28. A	29. D	30. C

二、名词解释

1. 肾小球肾炎：是一组以肾小球损害为主的超敏反应性疾病。

2. 肾病综合征：指有些肾炎，如膜性肾病、脂性肾病、膜性增生性肾炎、系膜增生性肾炎，表现为大量蛋白尿、全身性水肿、低蛋白血症、高脂血症和脂尿的一类临床综合征。

3. 肾盂肾炎：指由感染引起的累及肾盂、肾间质和肾小管的炎性疾病。

4. 肾母细胞瘤：又称 Wilms 瘤或肾胚胎瘤，肿瘤起源于肾内残留的后肾胚芽组织，为儿童肾脏最常见的原发性恶性肿瘤。

5. 肾癌三联征：指血尿、腰痛及肾区肿块。

三、病例分析

1. 弥漫性毛细血管内增生性肾小球肾炎（急性弥漫性增生性肾小球肾炎）。

依据：儿童，有感染病史，水肿，高血压，血尿，蛋白尿，管型尿，少尿，氮质血症，双肾肿大。

2. 镜下观：肾小球体积增大，细胞数目增多，主要为系膜细胞和内皮细胞增生肿胀，可见中性粒细胞浸润；肾小管上皮细胞发生细胞水肿和脂肪变性，管腔内形成管型；肾间质有轻度充血水肿、炎细胞浸润。

大体观：双肾体积增大，包膜紧张，表面光滑，因明显充血而色泽红润，呈大红肾；若肾小球存在毛细血管破裂出血，表面可见散在出血点，呈蚤咬肾；切面皮质增厚，皮、髓质界限清楚。

3. 表现为急性肾炎综合征。系膜细胞和内皮细胞增生、肿胀致 GFR 下降、少尿或无尿，进而出现氮质血症；毛细血管壁损伤，通透性增加可致蛋白尿、血尿、管型尿；GFR 下降和变态反应引起的毛细血管通透性增加可致水肿，轻者仅有眼睑水肿，重者见全身水肿；水钠潴留和血容量增加可致高血压。

（魏晶晶　童小华）

第十七章　传染病

一、选择题

1. C　2. B　3. E　4. B　5. D　6. A　7. A　8. E　9. D　10. C
11. E　12. E　13. A　14. E　15. D　16. C　17. E　18. C　19. E　20. B
21. B　22. E　23. A　24. A　25. D　26. C　27. E　28. C　29. B　30. E
31. A

二、名词解释

1. 结核性肉芽肿：指结核病灶组织中央是含菌的干酪样坏死物质，周围围绕大量类上皮细胞和朗汉斯巨细胞，外周浸润淋巴细胞、纤维母细胞所形成的肉芽肿。

2. 原发综合征：指肺的原发病灶、结核性淋巴管炎、肺门淋巴结结核。

3. 伤寒肉芽肿：指伤寒细胞增生，吞噬功能活跃，聚集成团或结节状。

4. 结核瘤：指孤立的有纤维包裹的界限分明的球形干酪样坏死灶，直径 2～5 cm，单个或多个。

5. 传染病：指由病原微生物通过一定传播途径侵入易感人群的个体所引起的一组疾病。

三、病例分析

1. 结核病：继发性肺结核、结核性胸膜炎、肠结核、结核性腹膜炎；小叶性肺炎。

依据：病史；咳嗽、咳痰、消瘦、咯血、胸痛、腹泻、便秘；胸片、痰液检查所见；尸检结果。

2. 小叶性肺炎及肺结核时炎症刺激支气管，炎症渗出—咳嗽、咳痰；全身消耗，腹泻、便秘—消瘦；溃疡型肠结核、结核性腹膜炎—腹泻、便秘、腹痛、腹软；结核累及胸膜—胸痛；结核性胸膜炎—胸水；肠结核—腹水。肺内干酪样坏死物液化、小叶性肺炎、以细支气管为中心的化脓性炎—两肺湿啰音。

3. 肺结核—结核性胸膜炎—胸水；肺结核—肠结核—结核性腹膜炎—腹水；结核病—机体免疫力低下—小叶性肺炎。

4. 隔离，抗结核治疗，对症营养。

（庞　乐　童小华）

参考文献

[1]郭晓华,祁晓民.病理学实验与学习指导[M].西安:西安交通大学出版社,2017.
[2]陈命家.病理学与病理生理学实践指导及习题集[M].北京:人民卫生出版,2011.
[3]郭晓华.病理学实验教程与学习指导[M].2版.西安:第四军医大学出版社,2013.
[4]张建忠.病理学实验指导[M].北京:科学出版社,2014.
[5]高凤兰,王化修.病理学与病理生理学实验及学习指导[M].北京:人民卫生出版社,2015.
[6]赵时梅,韦丽华.病理学与病理生理学实验与学习指导[M].西安:第四军医大学出版社,2015.
[7]郭晓华.病理学与病理生理学[M].上海:上海交通大学出版社,2019.

彩　　图

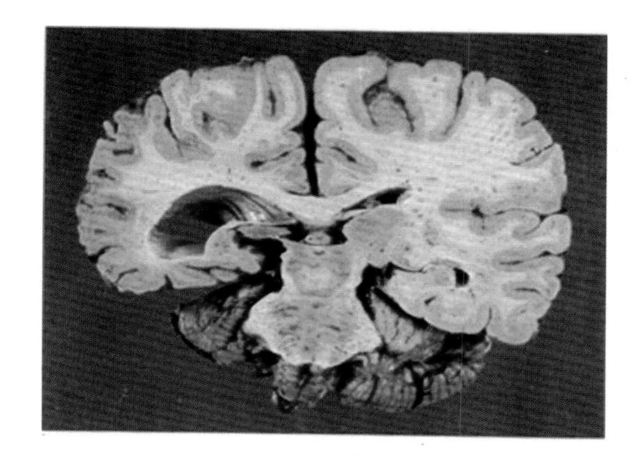

图 1－1　脑萎缩

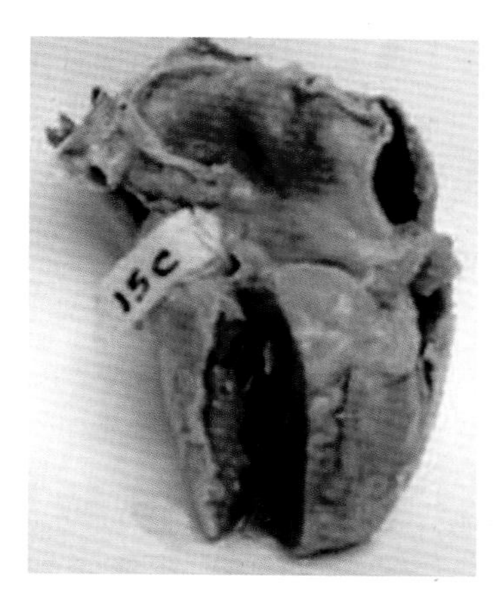

图 1－2　心肌萎缩

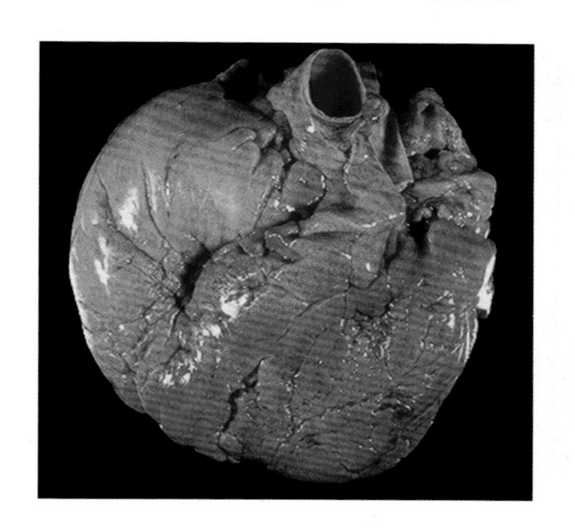

图 1－3　心脏肥大

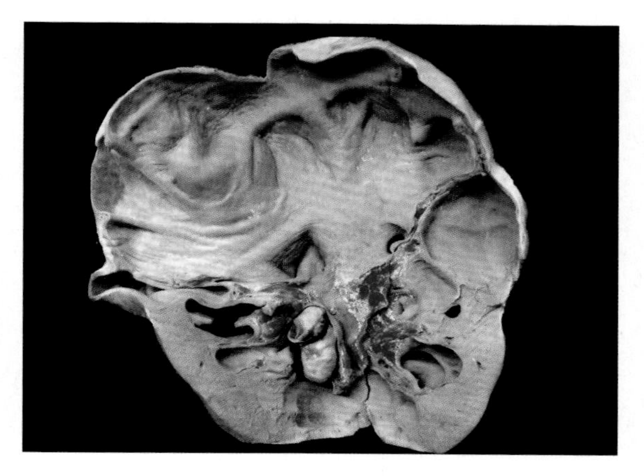

图 1－4　肾压迫性萎缩

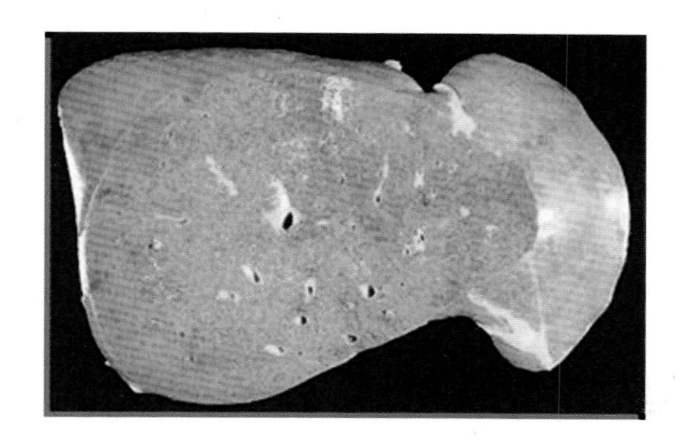

图 1－5　肝脂肪变性

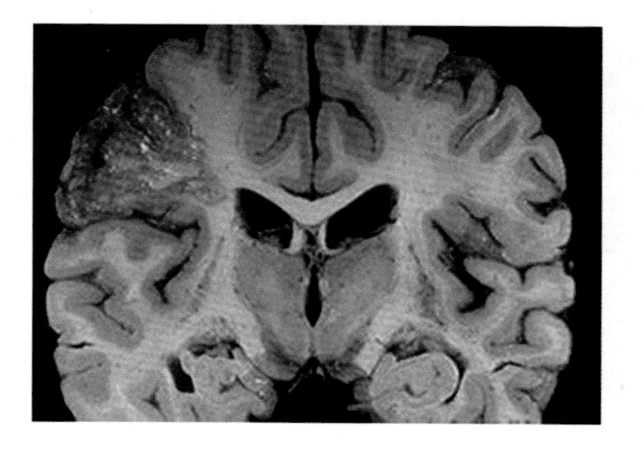

图 1－6　脑液化性坏死

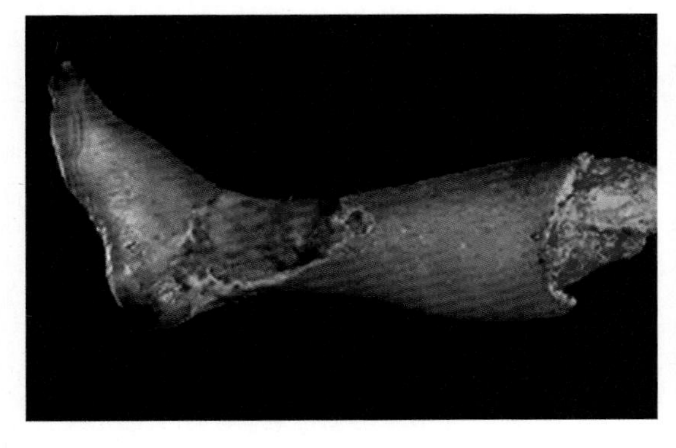

图 1－7　足干性坏疽

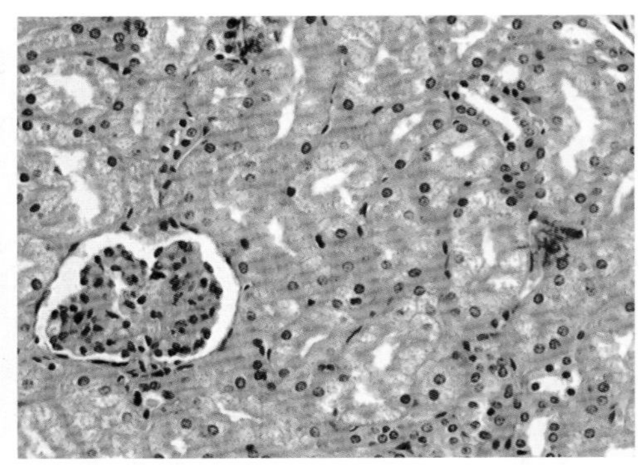

肾小管上皮细胞水肿

图 1－8　肾浊肿(细胞水肿)

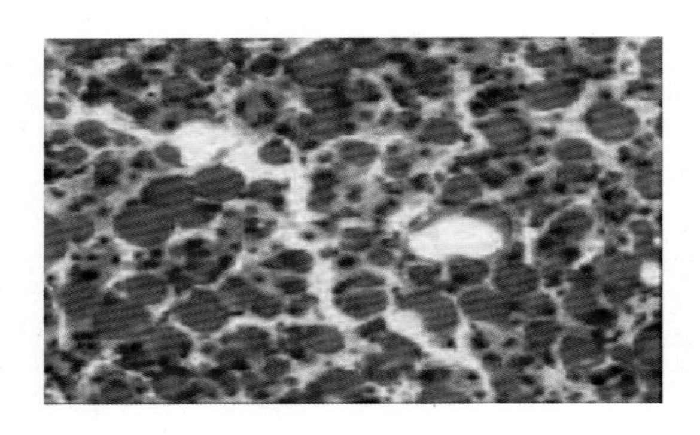

图 1－9　肝脂肪变性

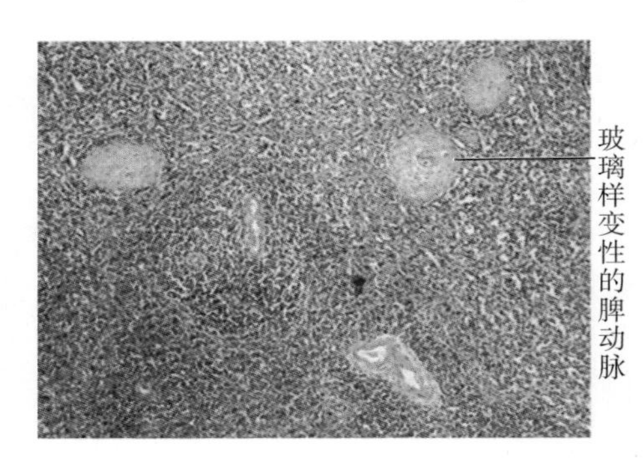

图 1－10　脾小动脉玻璃样变性

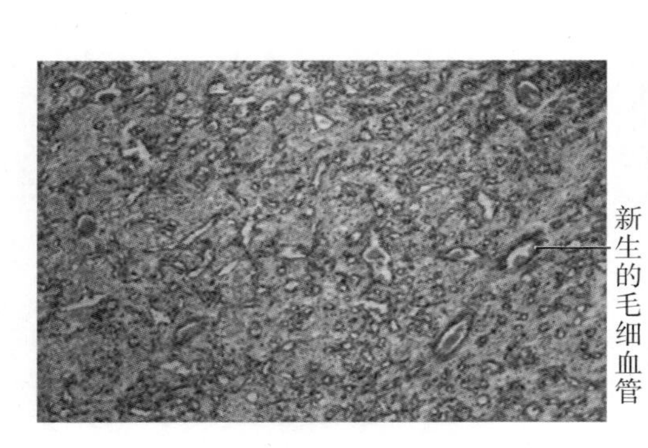

图 1－11　肉芽组织

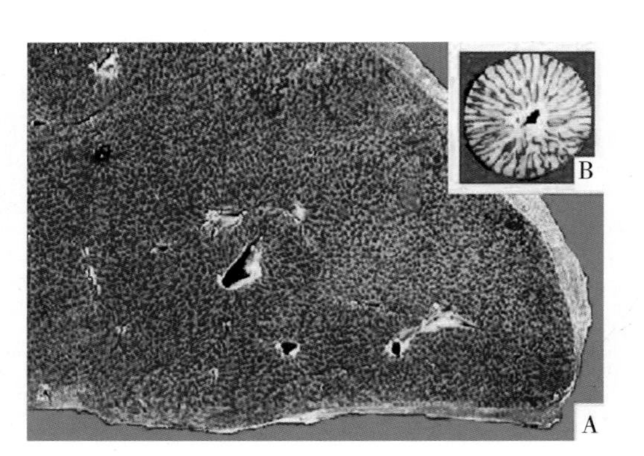

图 2－1　慢性肝淤血

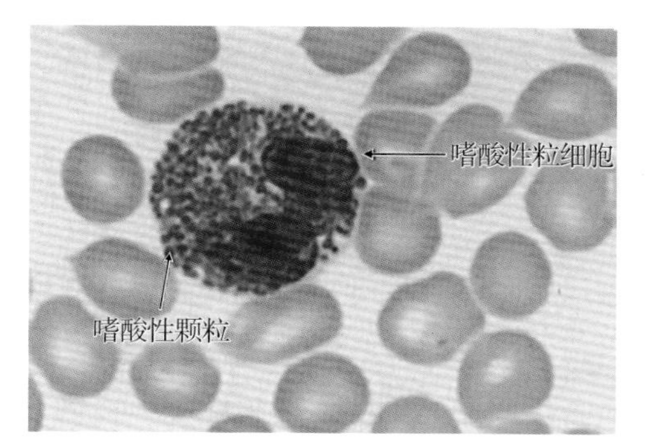

图 3－18 嗜酸性粒细胞

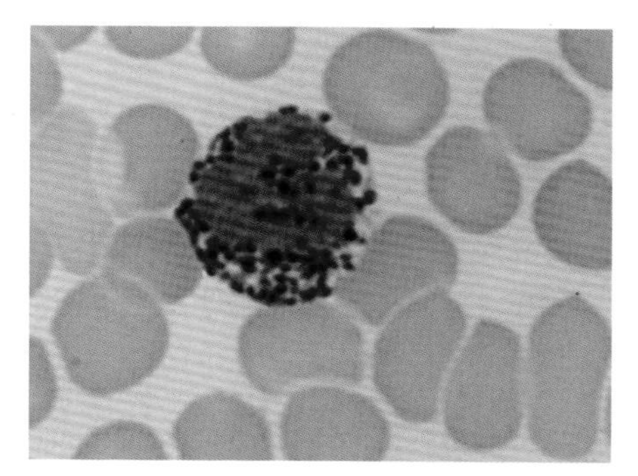

图 3－19 嗜碱性粒细胞

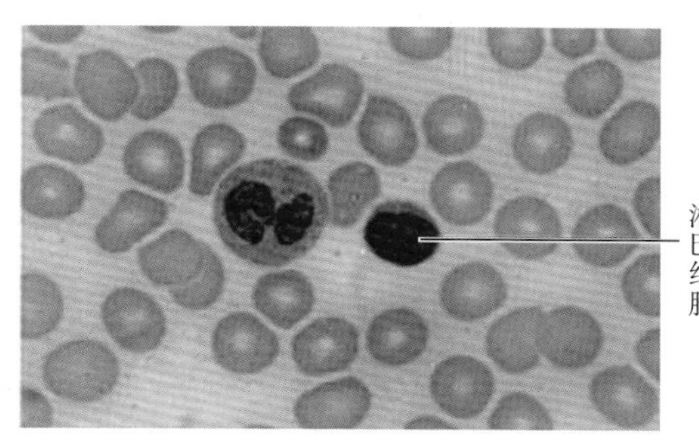

图 3－20 淋巴细胞

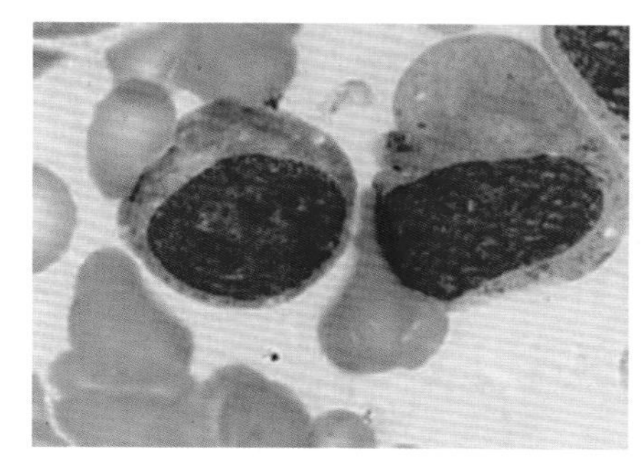

图 3－21 浆细胞

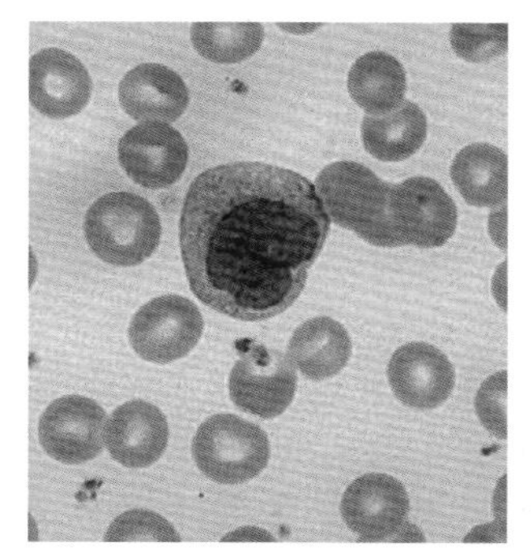

图 3－22 单核－巨噬细胞

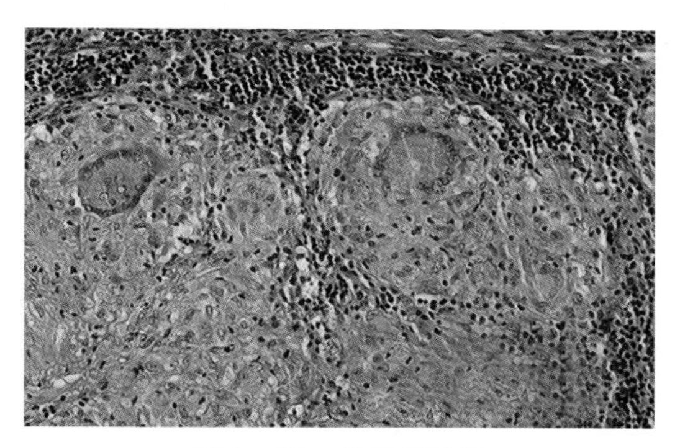

图 3－23 多核巨细胞

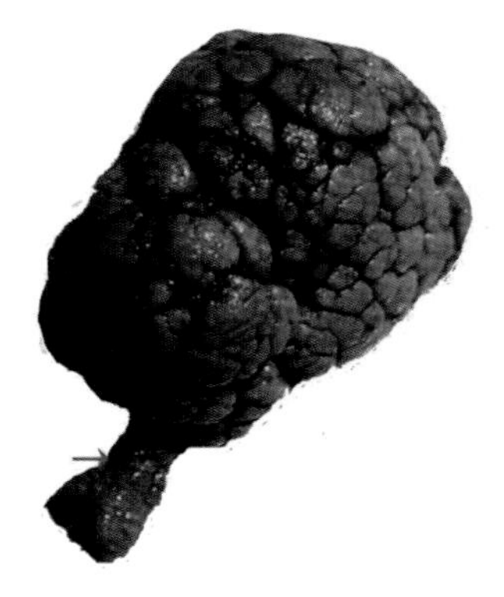

图 4－1 乳头状瘤

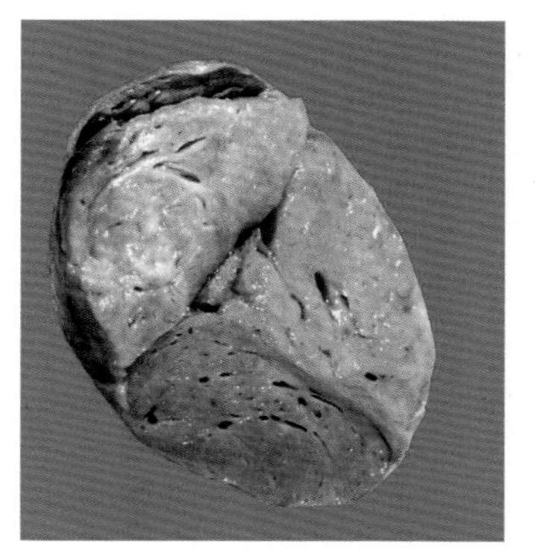

图 4－2 乳腺纤维腺瘤

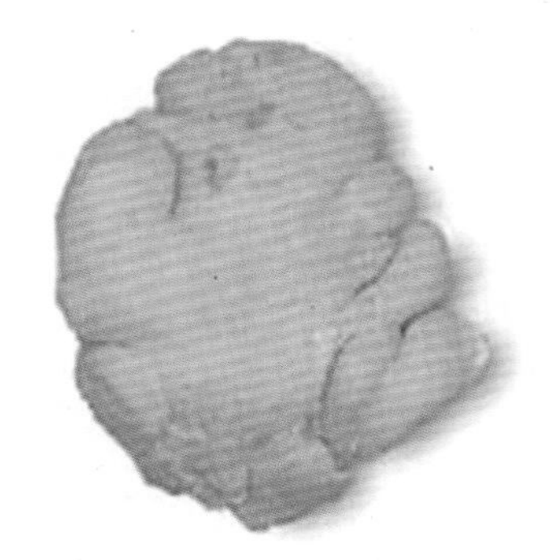

图 4－3　脂肪瘤

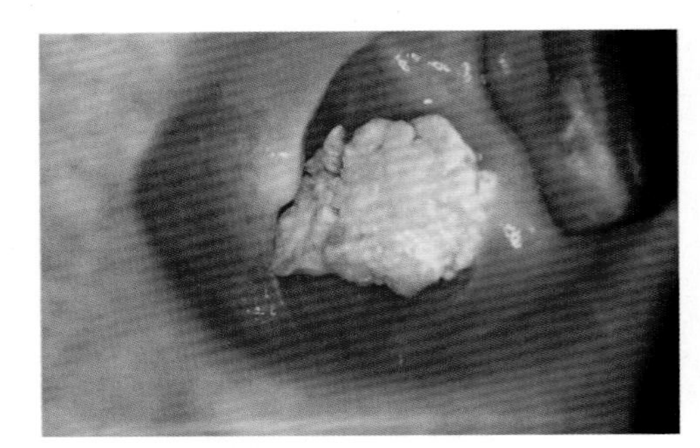

图 4－4　鳞状细胞癌

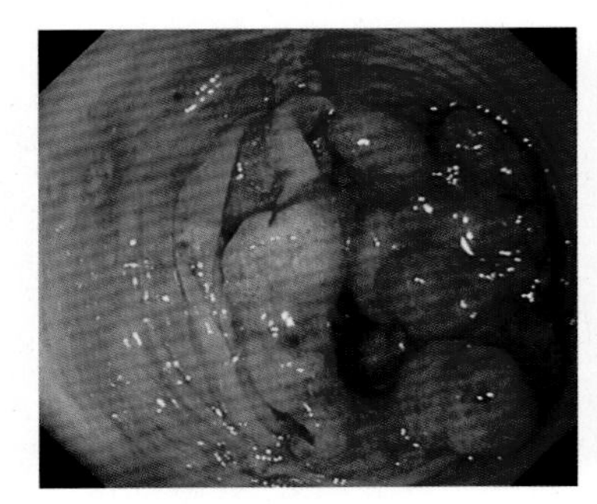

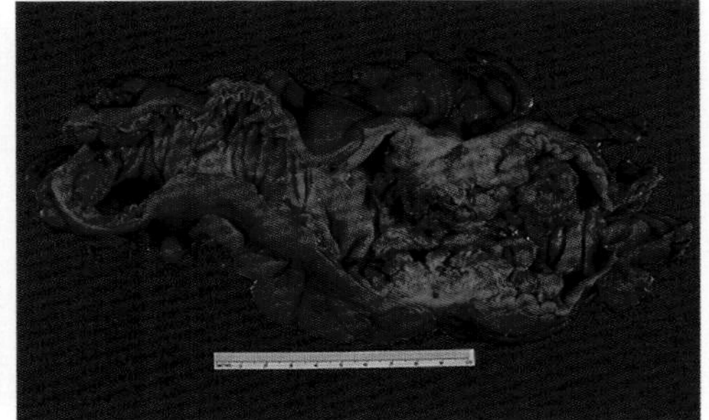

图 4－5　大肠腺癌

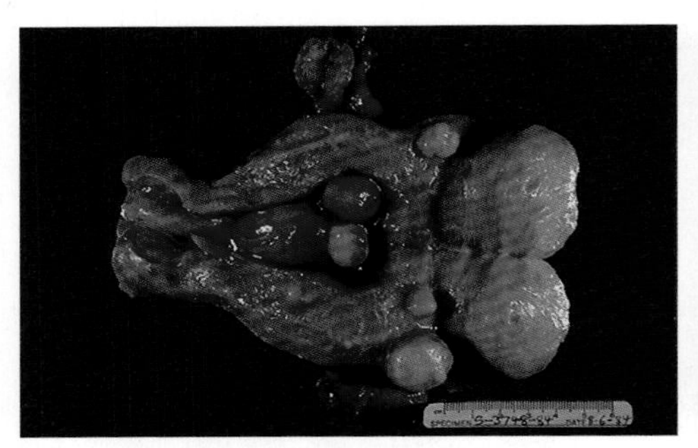

图 4－6　子宫多发性平滑肌瘤

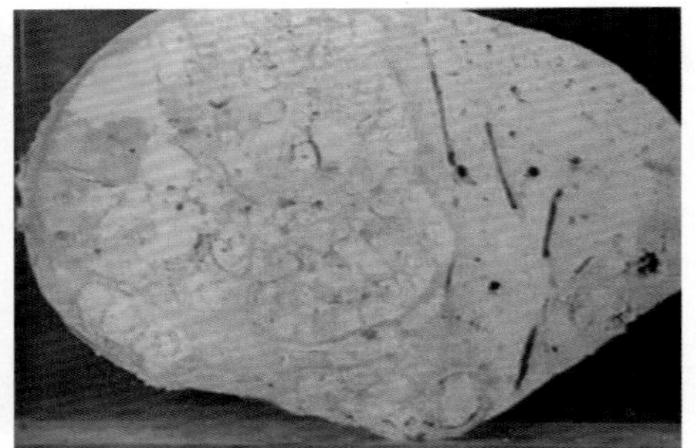

图 4－7　原发性肝癌

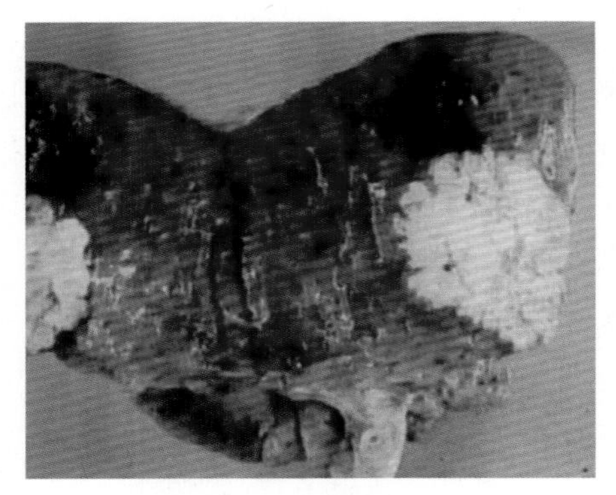

图 4－8　转移性肺癌

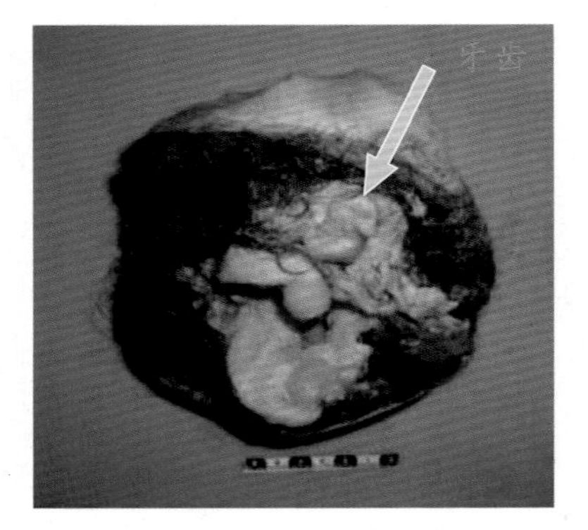

图 4－9　卵巢畸胎瘤

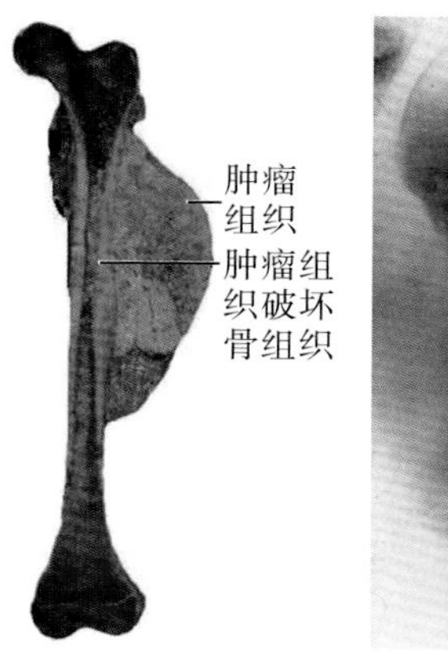

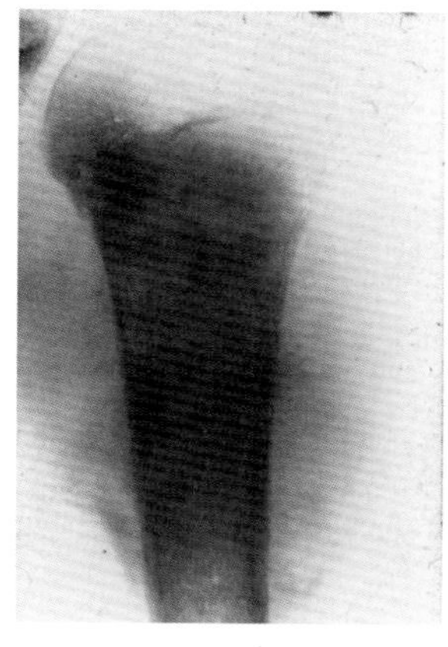

图4－10 股骨骨肉瘤

图4－11 纤维肉瘤

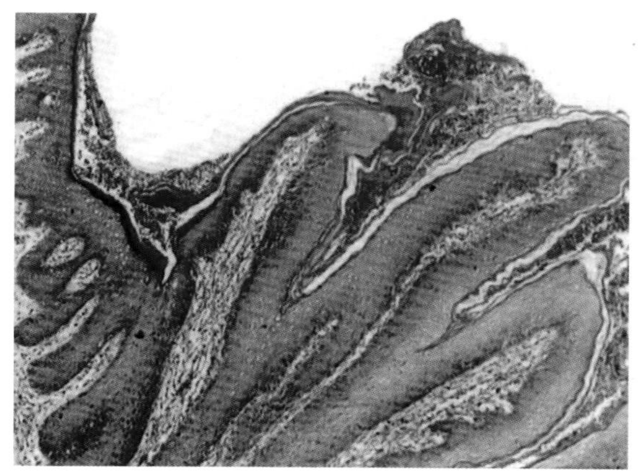

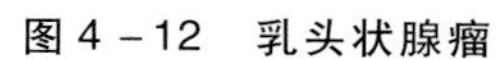

图4－12 乳头状腺瘤

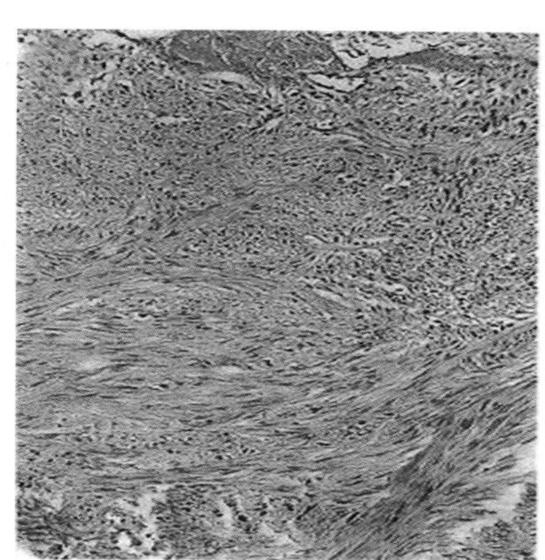

图4－13 平滑肌瘤

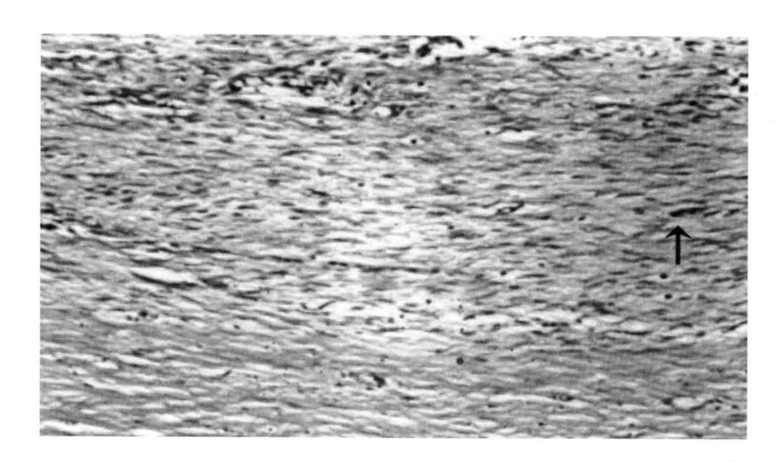

图4－14 纤维瘤

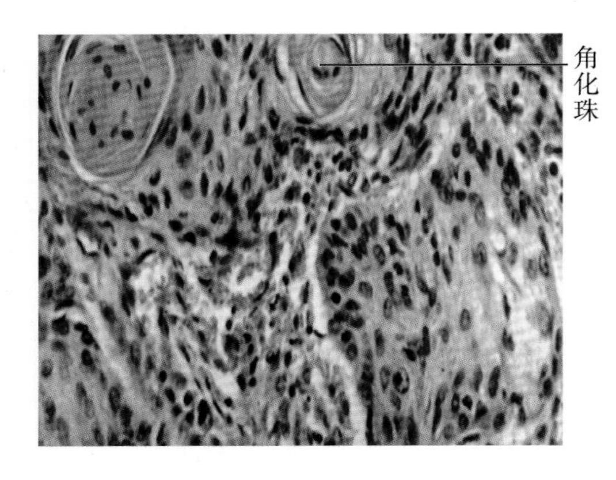

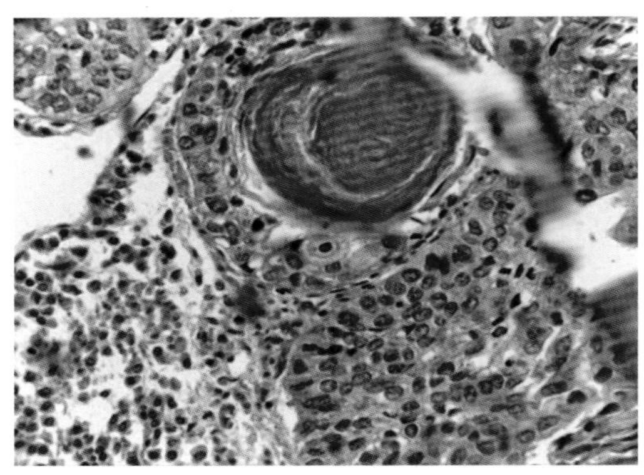

图 4－15　鳞状细胞癌

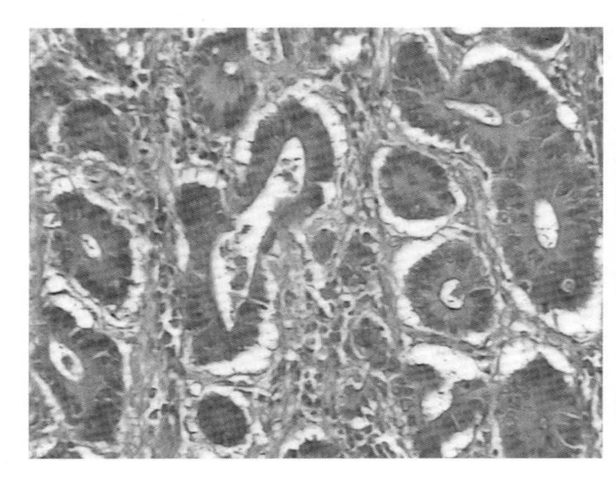

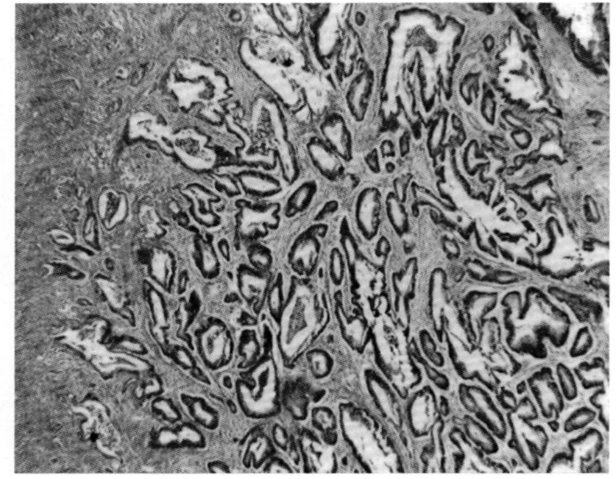

图 4－16　腺癌

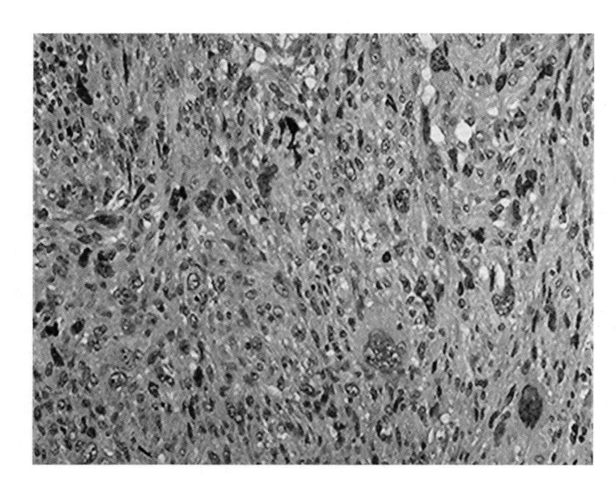

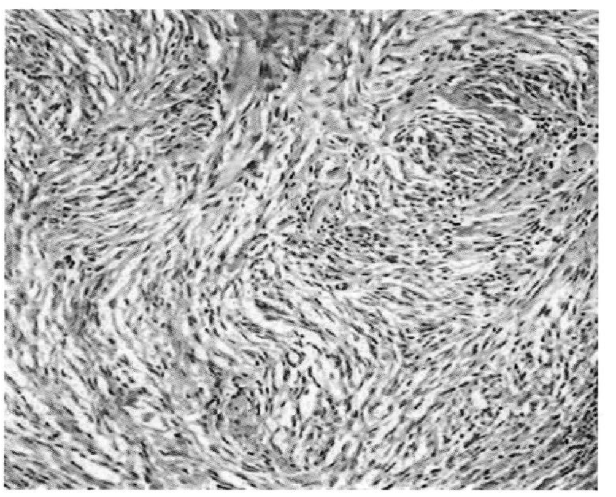

图 4－17　纤维肉瘤

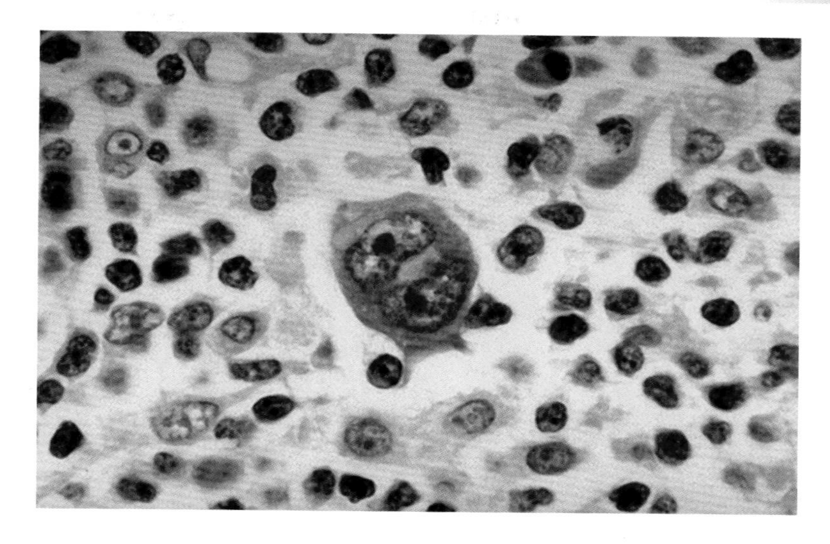

图 4－18 霍奇金淋巴瘤

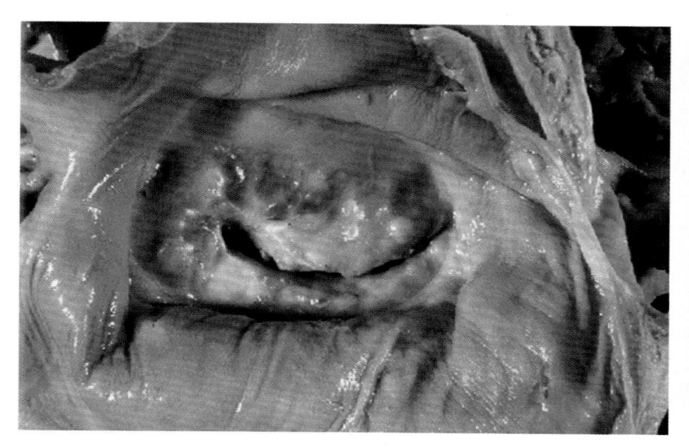

图 5－1 二尖瓣狭窄和关闭不全

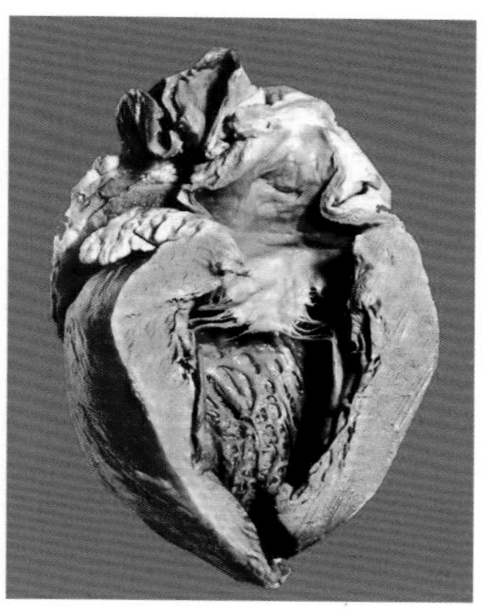

图 5－2 高血压病之心脏

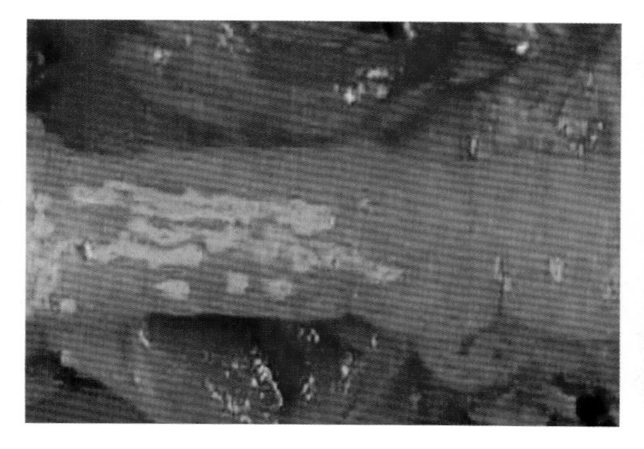

图 5－3 主动脉粥样硬化

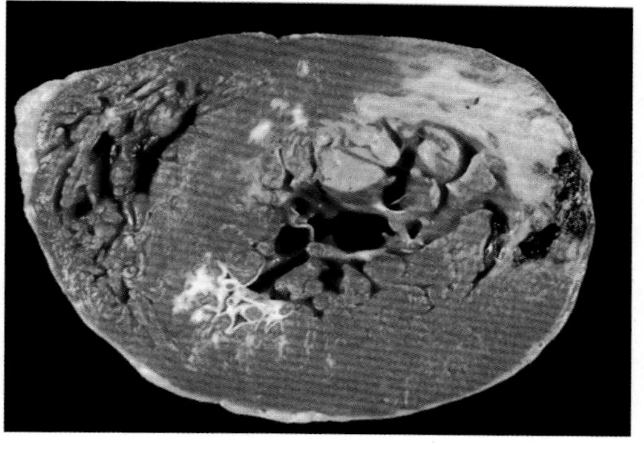

图 5－4 心肌梗死

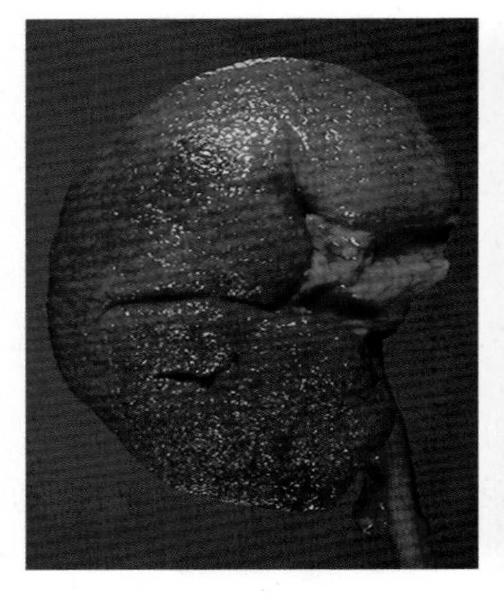

图 5-5　原发性固缩肾

图 5-6　脑出血

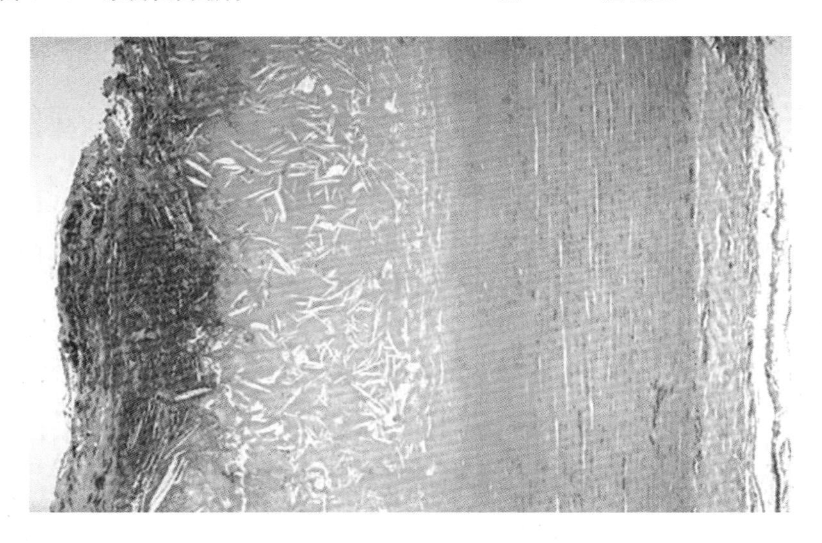

图 5-7　主动脉粥样硬化(低倍镜)

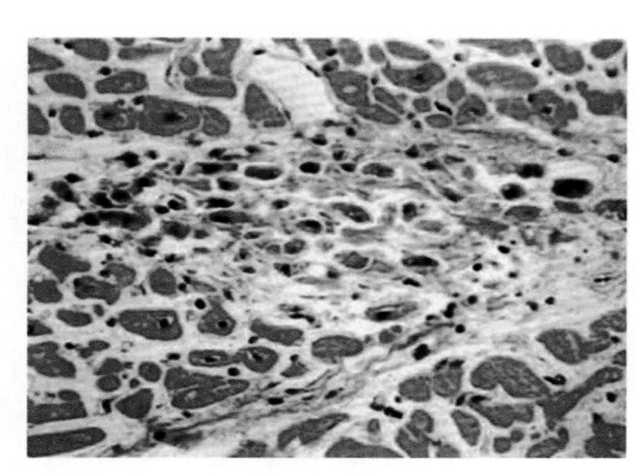

低倍镜

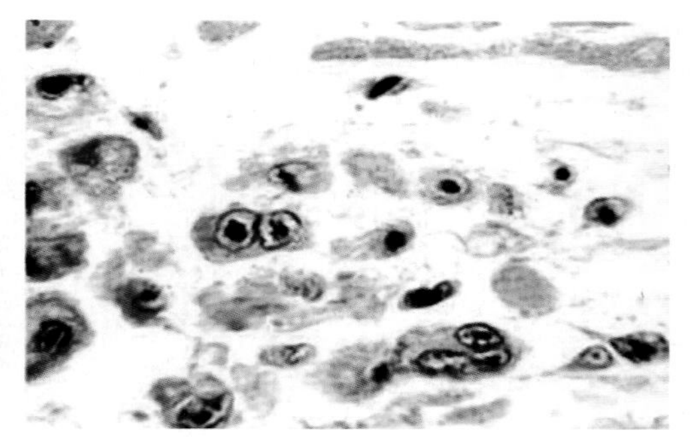

高倍镜

图 5-8　风湿性心肌炎

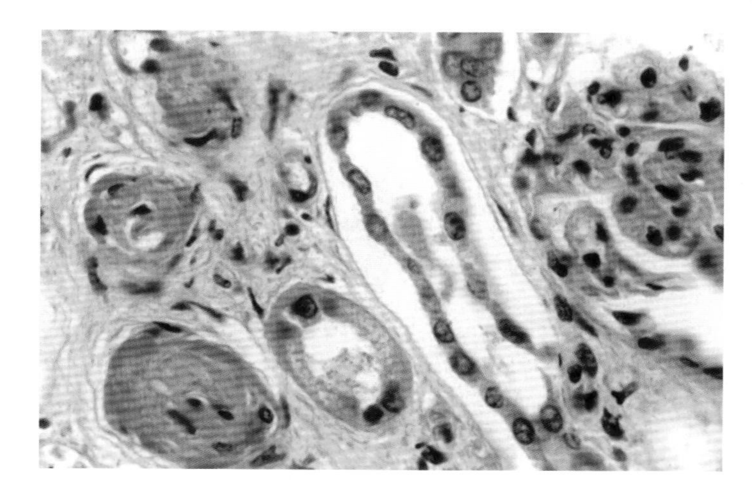

图5－9 原发性固缩肾

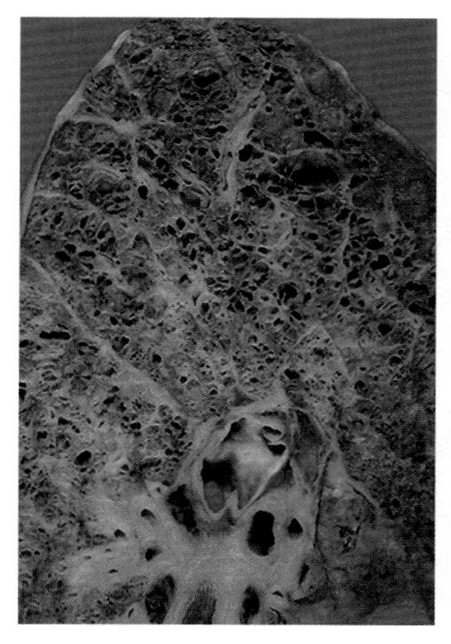

图6－1 肺气肿

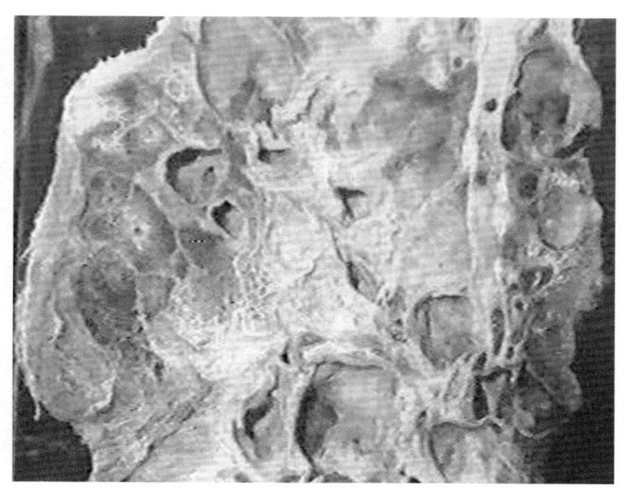

图6－2 支气管扩张

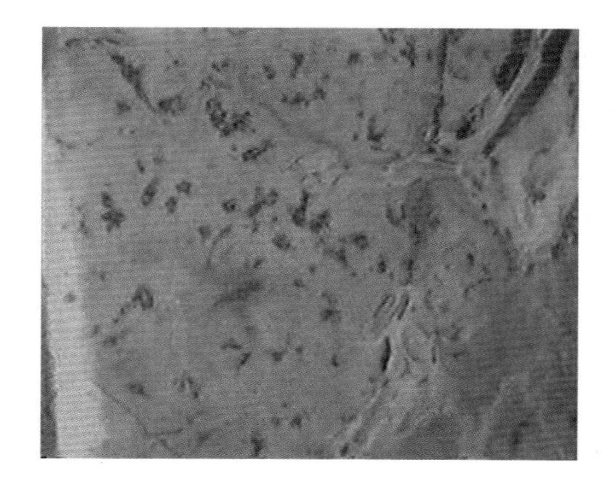

图6－3 大叶性肺炎(灰色肝样变期)

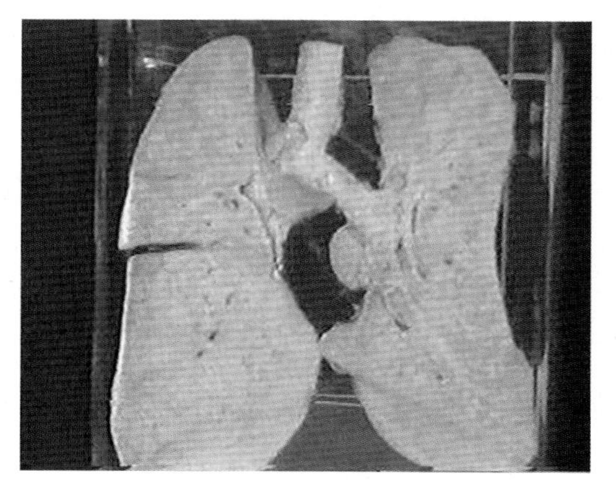

图6－4 支气管肺炎

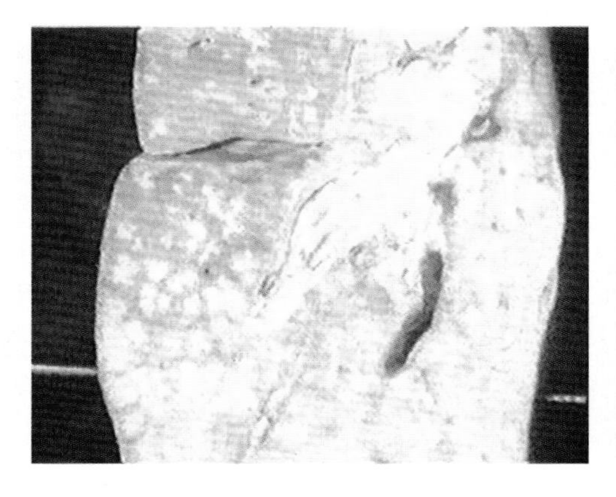

图 6－5　融合性支气管肺炎

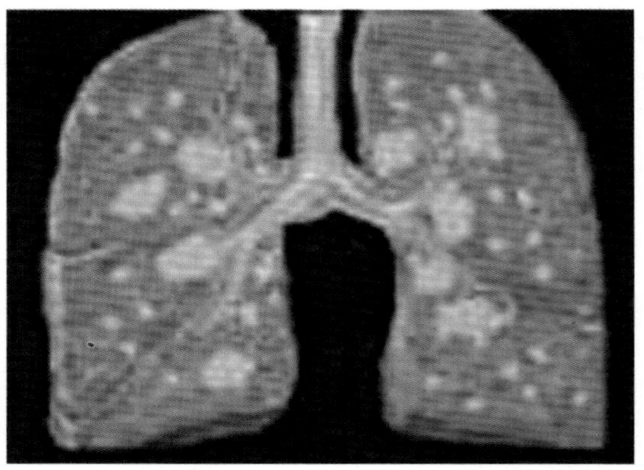

图 6－6　硅肺

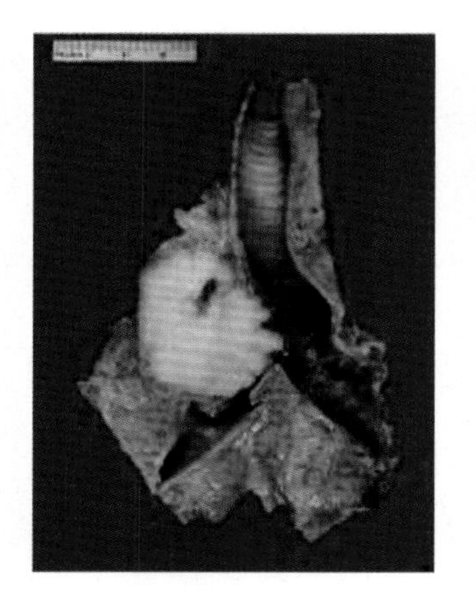

图 6－7　肺癌

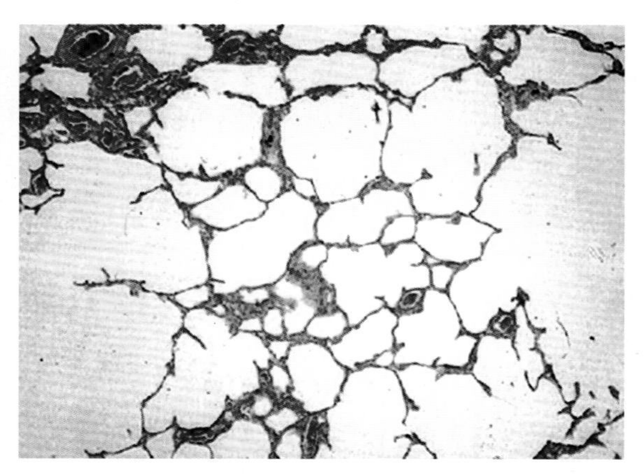

图 6－8　肺气肿

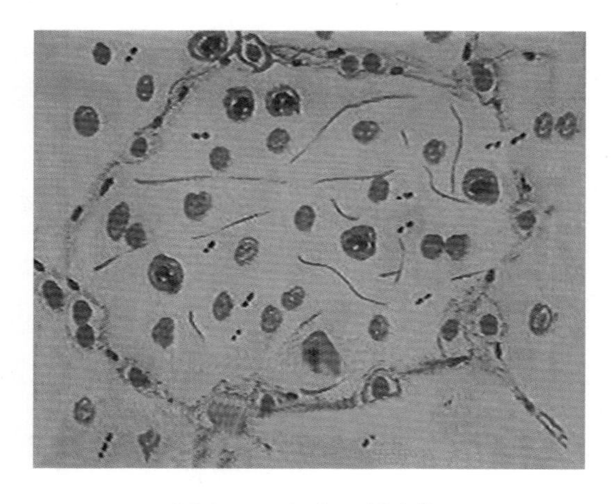

图 6－9　红色肝样变期

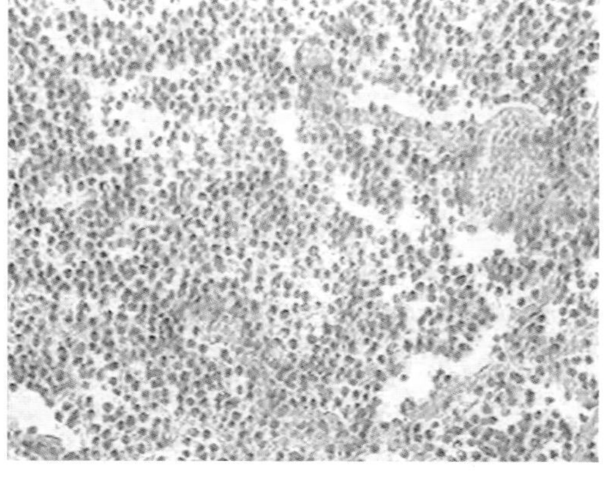

图 6－10　灰色肝样变期

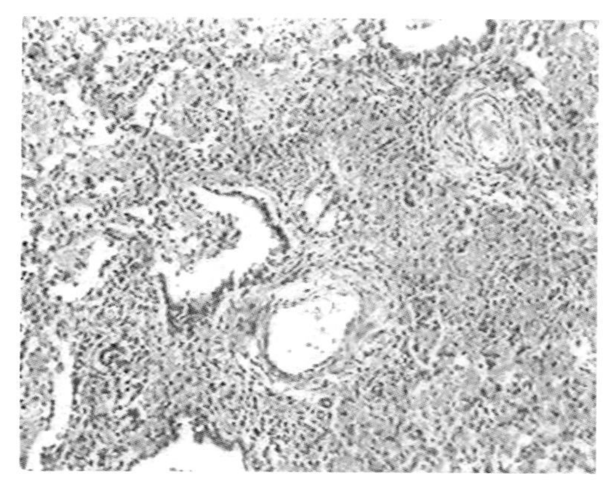

低倍镜　　高倍镜

图 6－11　小叶性肺炎

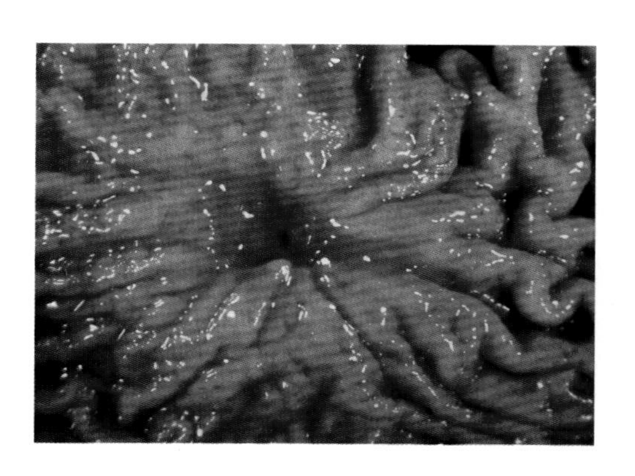

图 7－1　胃溃疡

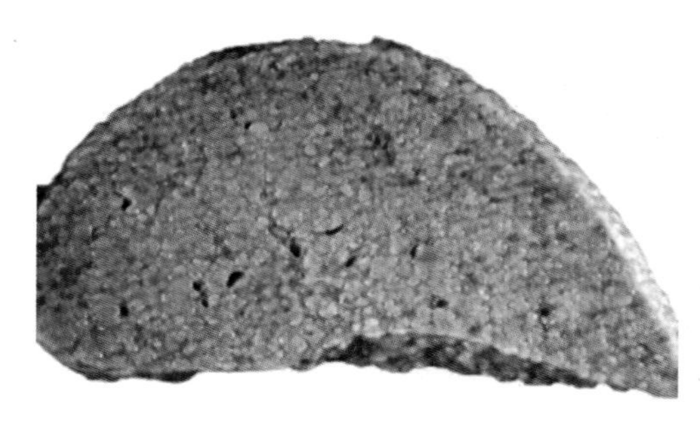

图 7－2　门脉性肝硬化

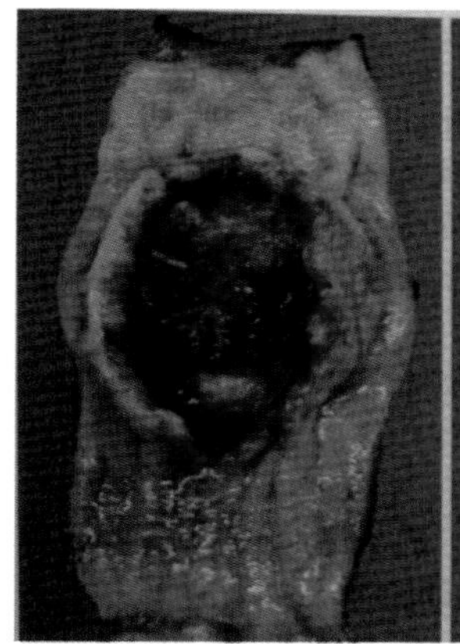
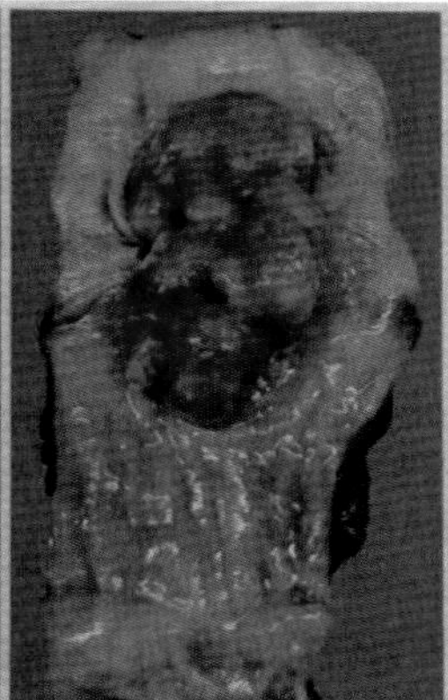
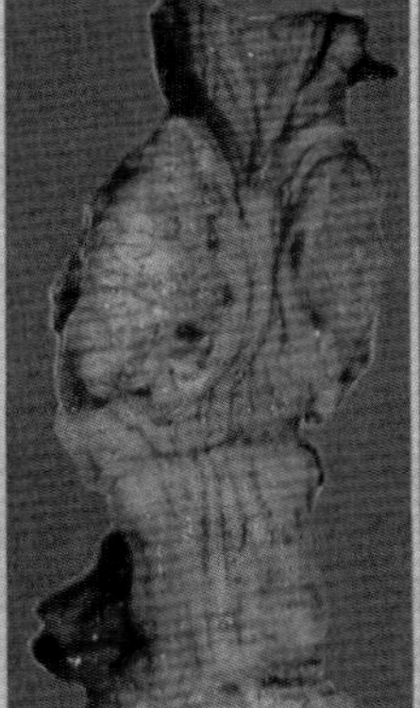
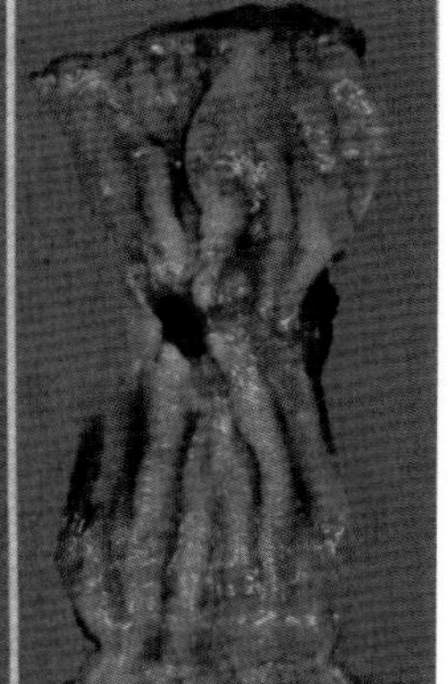

溃疡型　蕈伞型　髓质型　缩窄型

图 7－3　中晚期食管癌

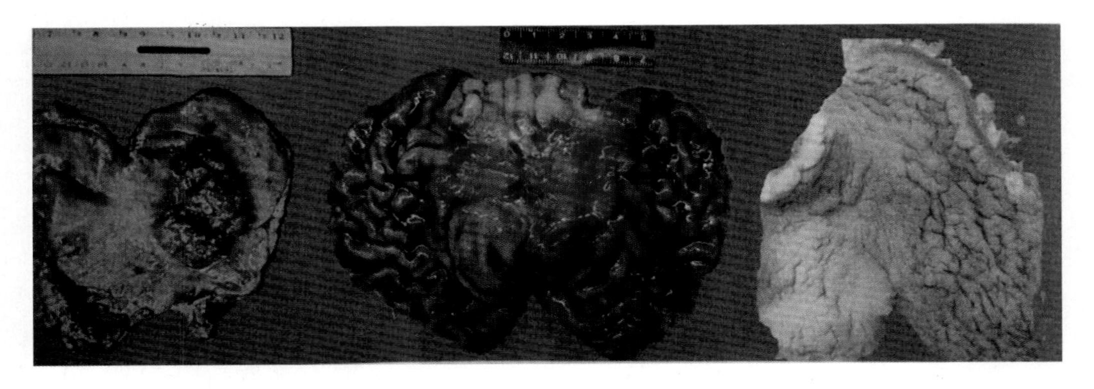

息肉型或蕈伞型　　溃疡型　　浸润型

图 7－4　进展期胃癌

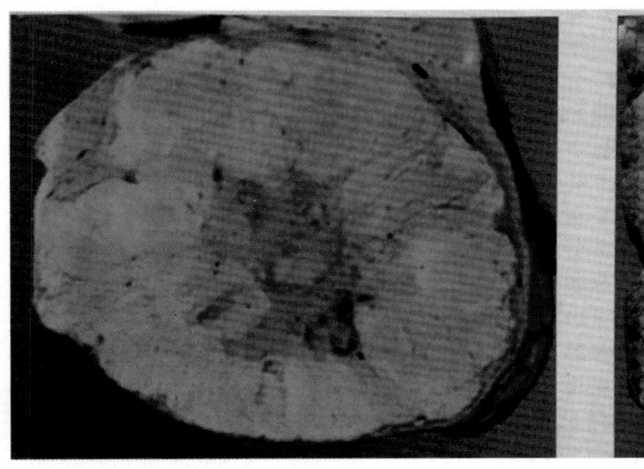
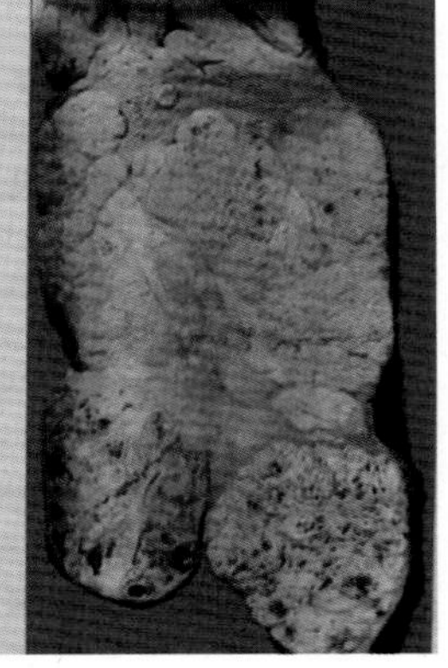

图 7－5　晚期肝癌

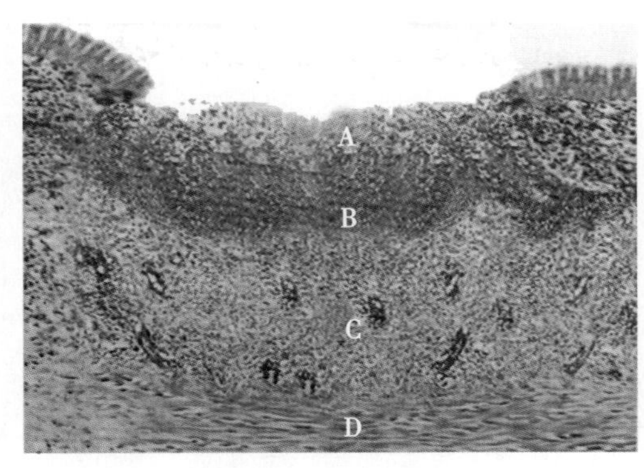

A－炎性渗出层；B－坏死组织层；C－肉芽组织层；D－瘢痕层。

图 7－6　消化性溃疡

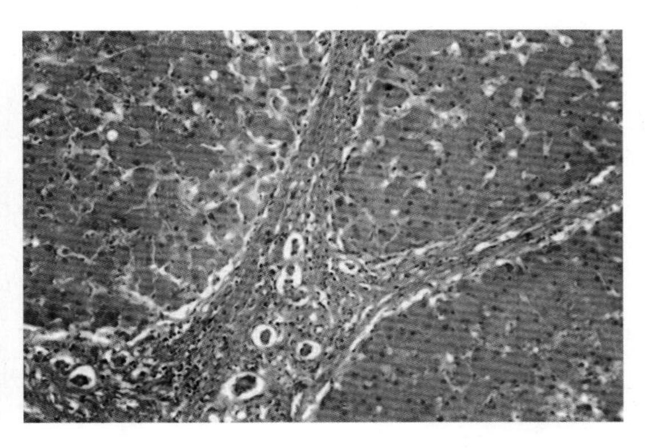

图 7－7　假小叶

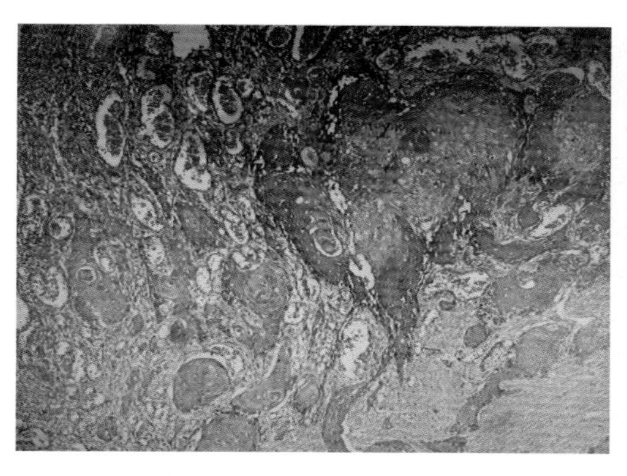

图 7-8 食管鳞状细胞癌

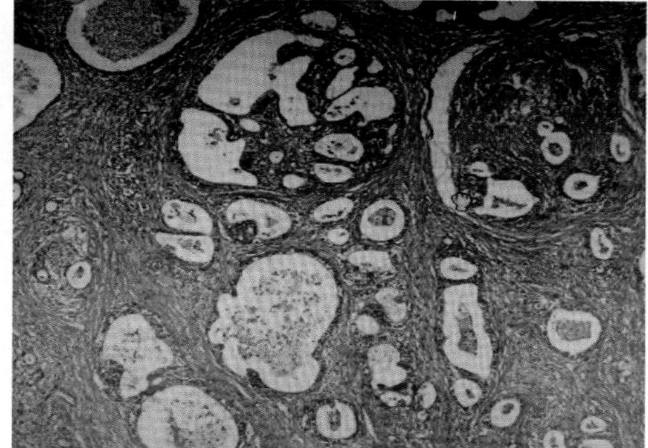

图 7-9 胃腺癌

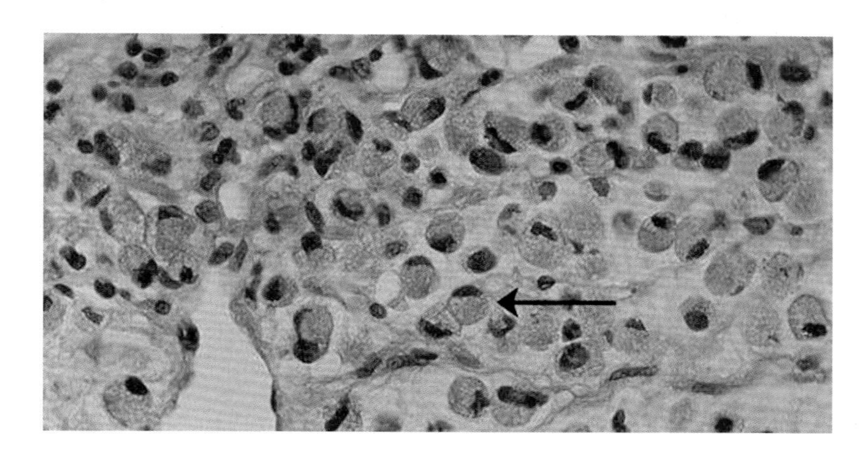

图 7-10 印戒细胞癌

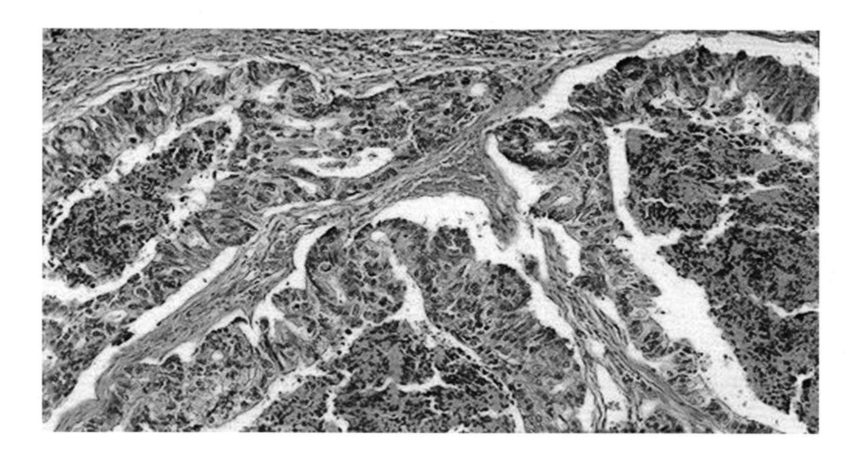

图 7-11 大肠腺癌

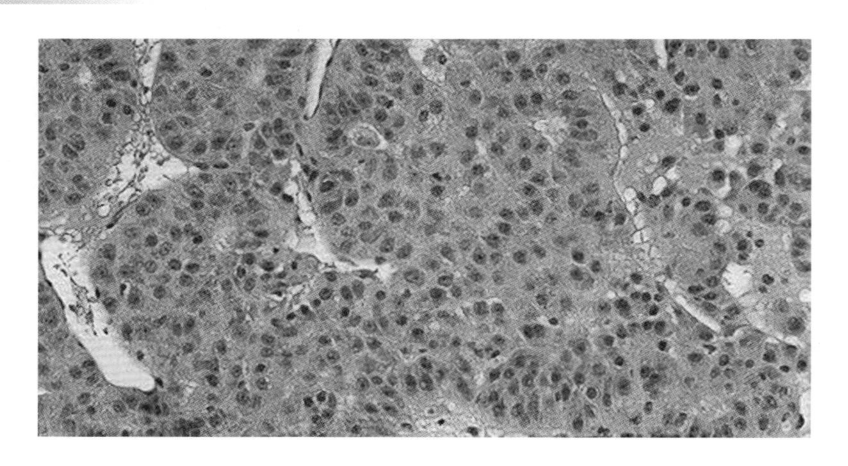

图 7－12　肝细胞癌

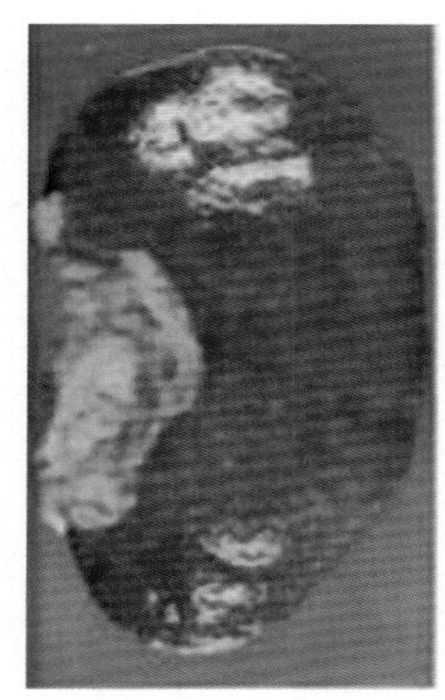

大红肾　　蚕咬肾

图 8－1　急性弥漫增生性肾小球肾炎

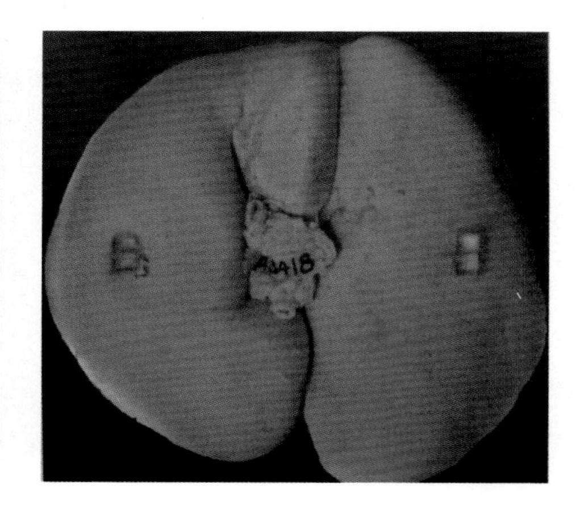

大白肾

图 8－2　膜性肾小球肾炎

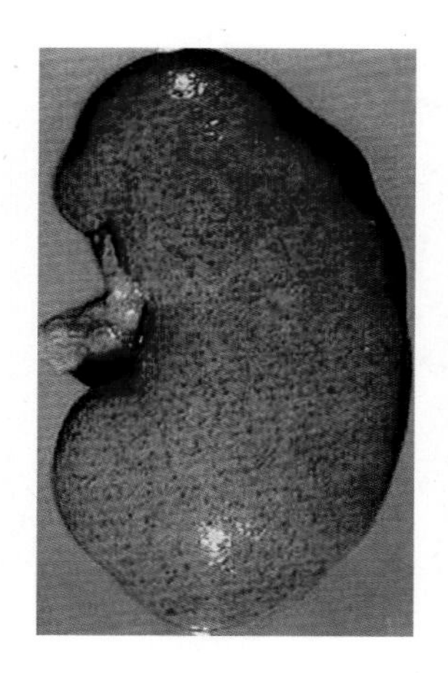

图 8－3　新月体性肾小球肾炎

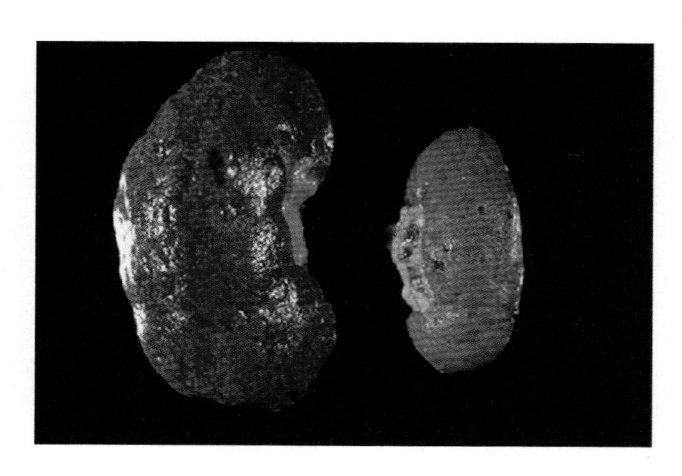

图 8－4　继发性颗粒样固缩肾

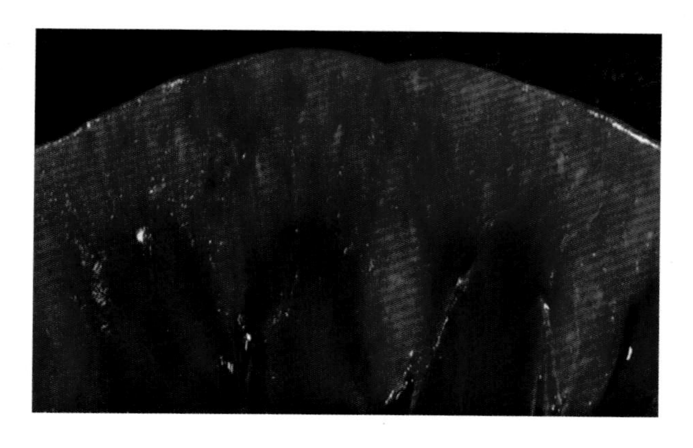

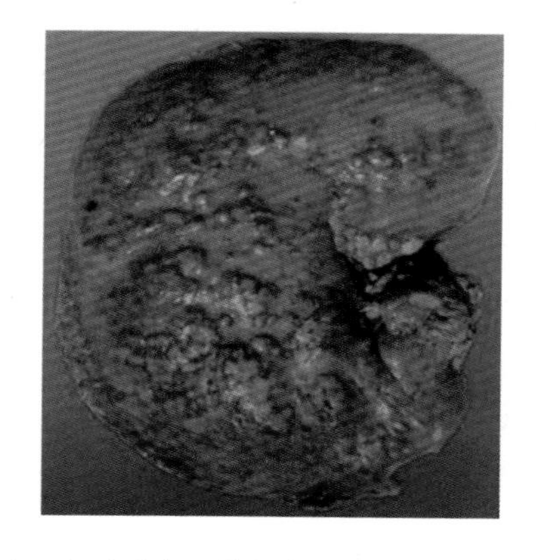

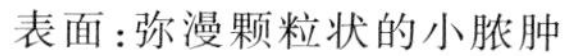
表面:弥漫颗粒状的小脓肿

切面:髓质内见黄色条纹并向皮质延伸

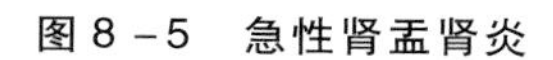
图 8 -5 急性肾盂肾炎

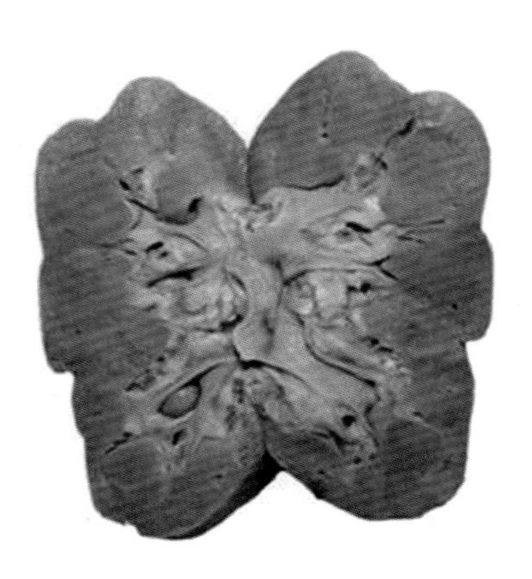

图 8 -6 慢性肾盂肾炎

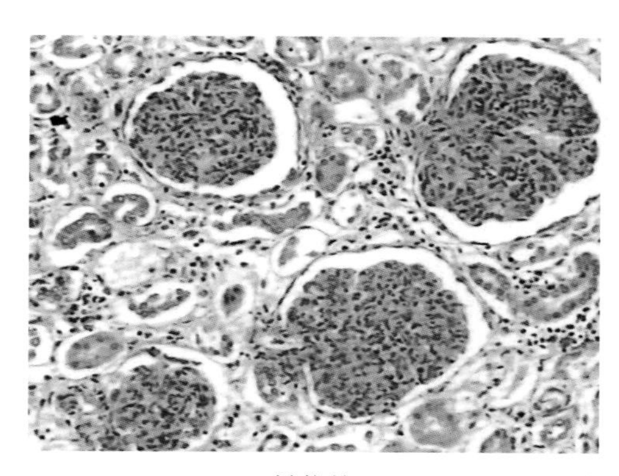

低倍镜

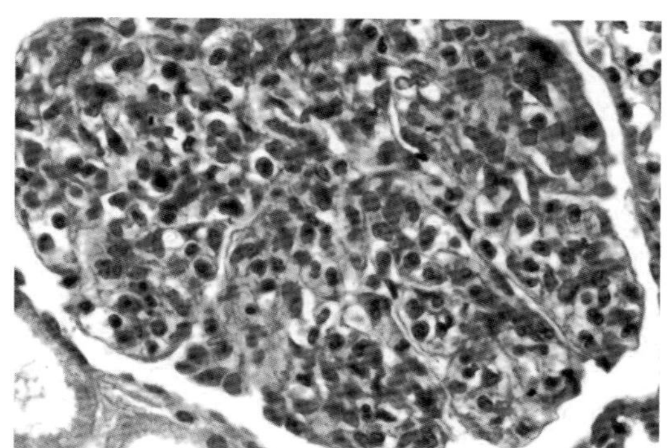

高倍镜

图 8 -7 急性弥漫增生性肾小球肾炎

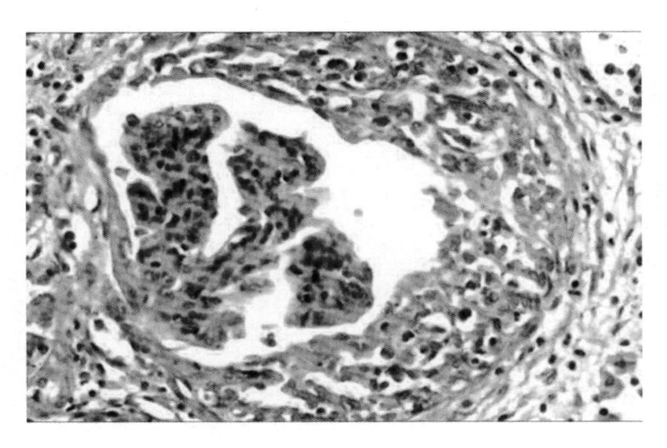

肾小球囊内形成新月体

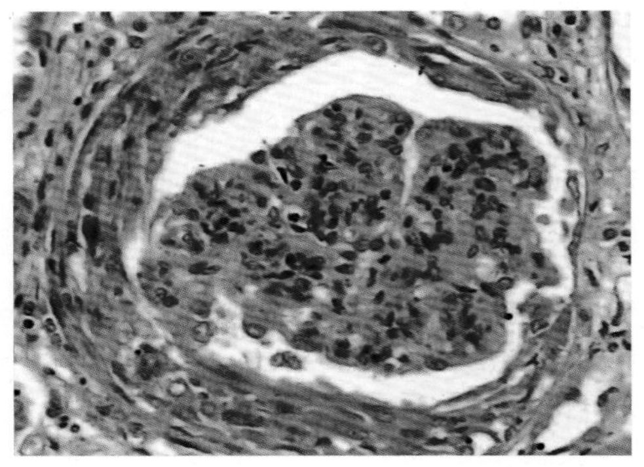

肾小球囊内形成环形小体

图 8－8　新月体性肾小球肾炎

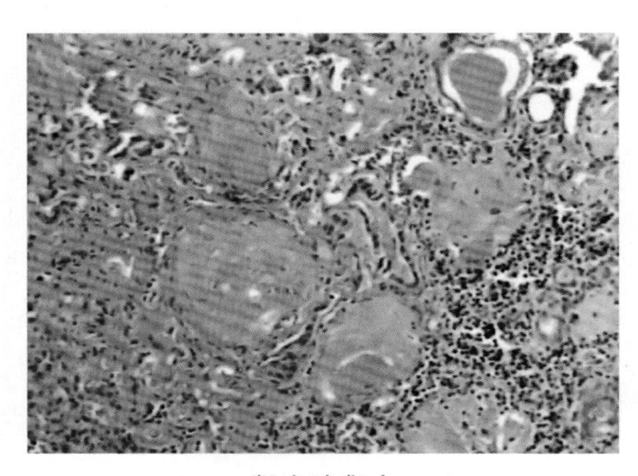

肾小球集中

图 8－9　慢性硬化性肾小球肾炎

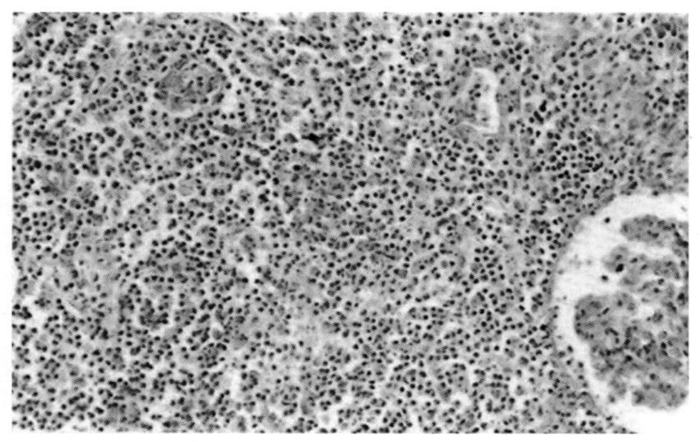

图 8－10　急性肾盂肾炎

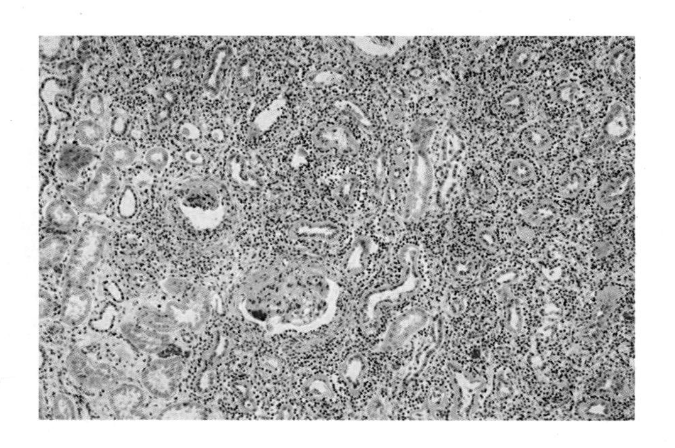

图 8－11　慢性肾盂肾炎

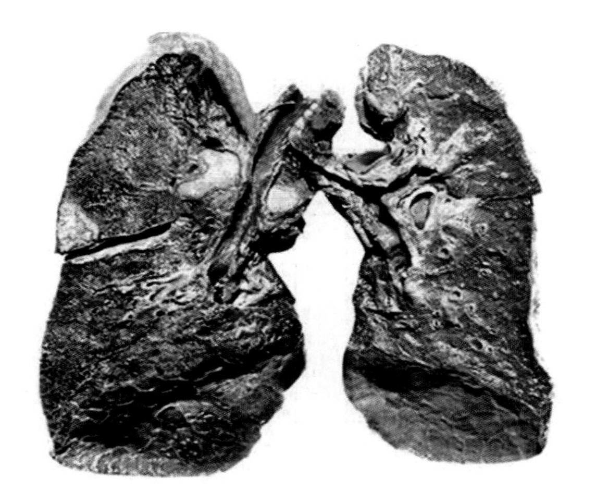
图 9－1 原发性肺结核

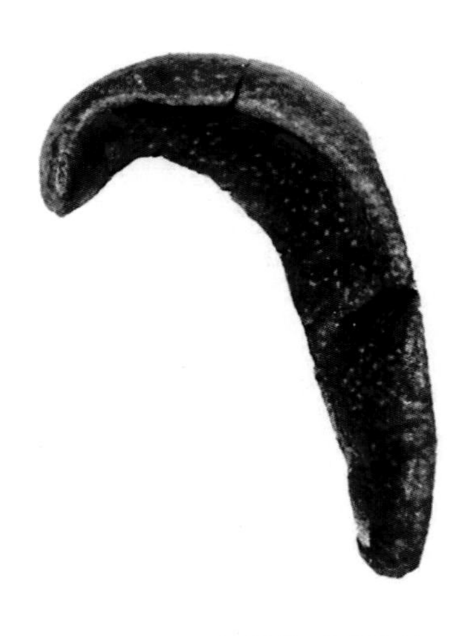
图 9－2 血行播散型肺结核

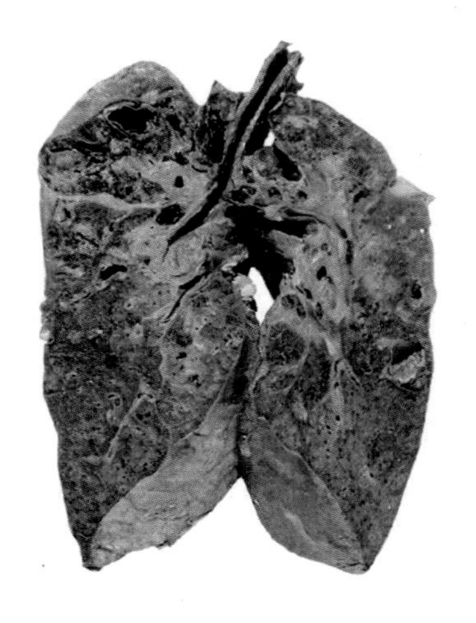
图 9－3 慢性纤维空洞性肺结核

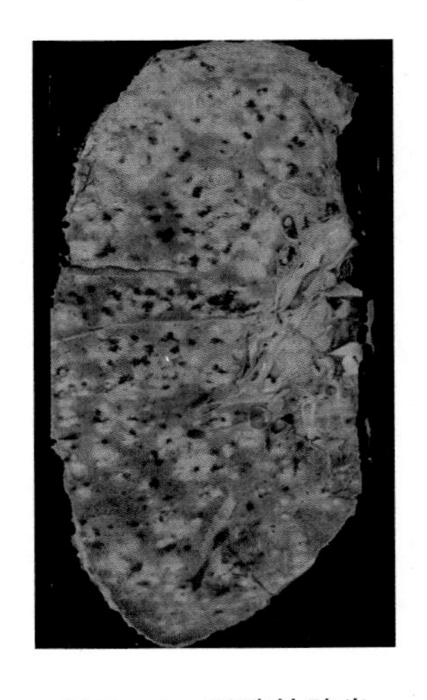
图 9－4 干酪性肺炎

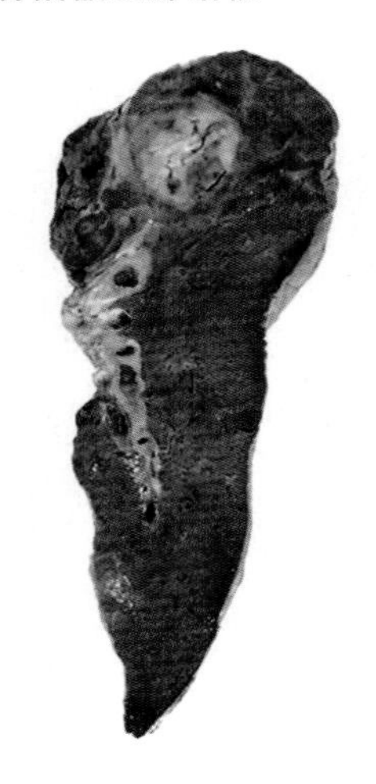
图 9－5 肺结核球

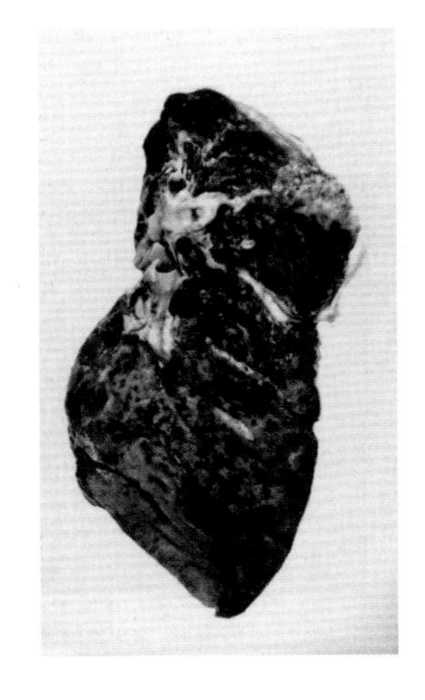
图 9－6 浸润性肺结核

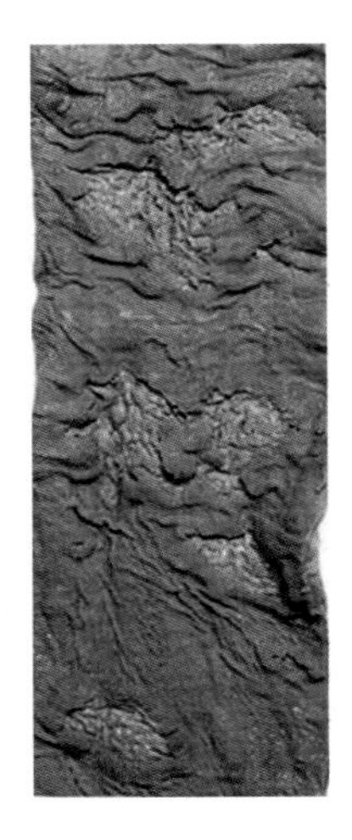
图 9－7 溃疡型肠结核

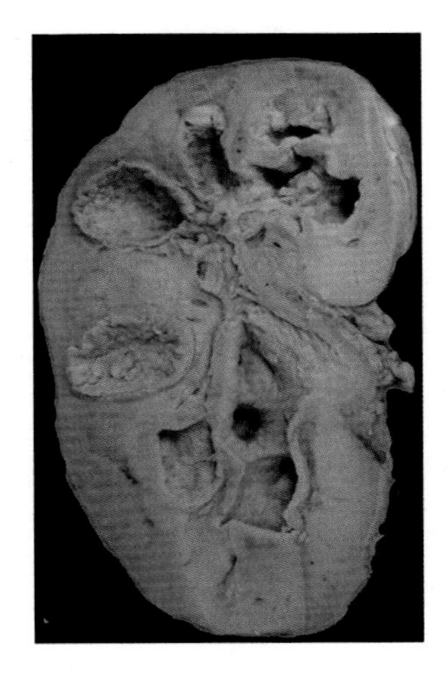
图 9－8 肾结核

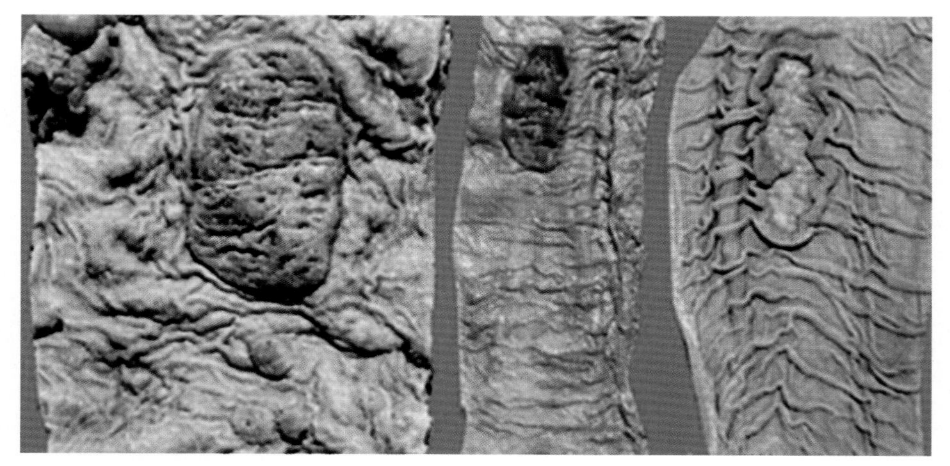

髓样肿胀期　　坏死期　　溃疡形成期

图 9－9　肠伤寒

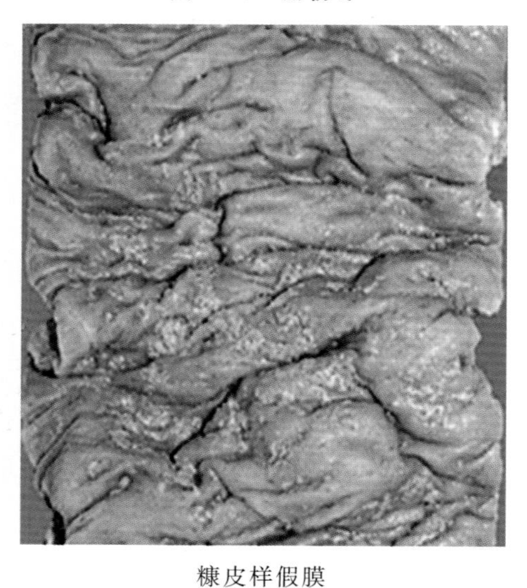

糠皮样假膜

图 9－10　细菌性痢疾

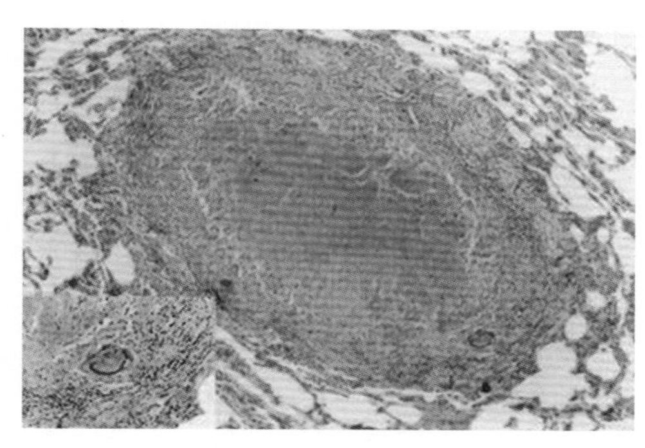

结核结节

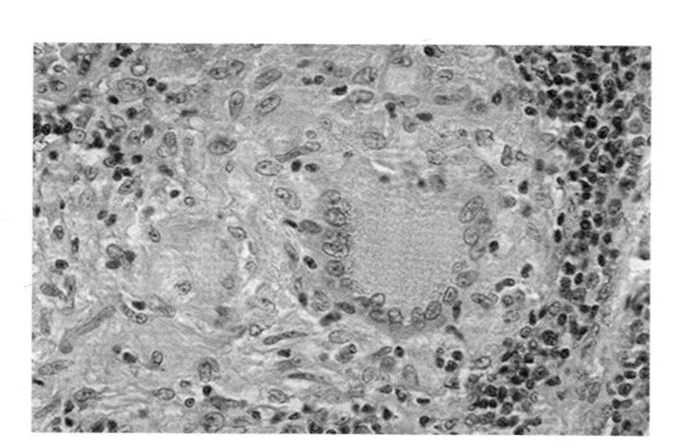

朗汉斯巨细胞

图 9－11　血行播散型肺结核

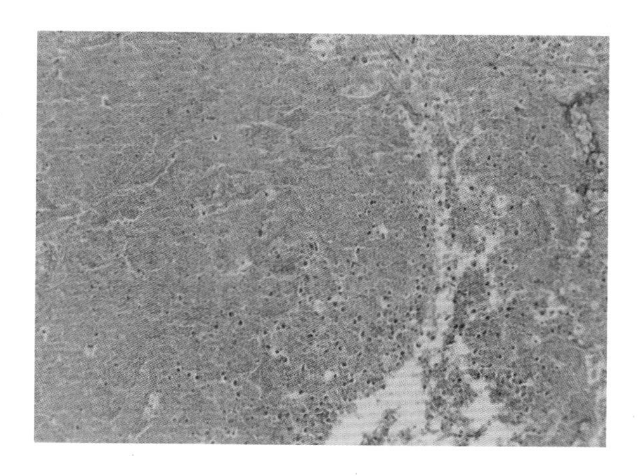

图 9-12 干酪性肺炎

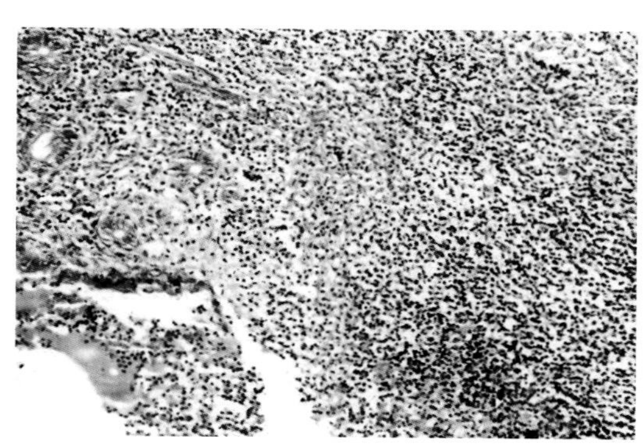

伤寒肉芽肿

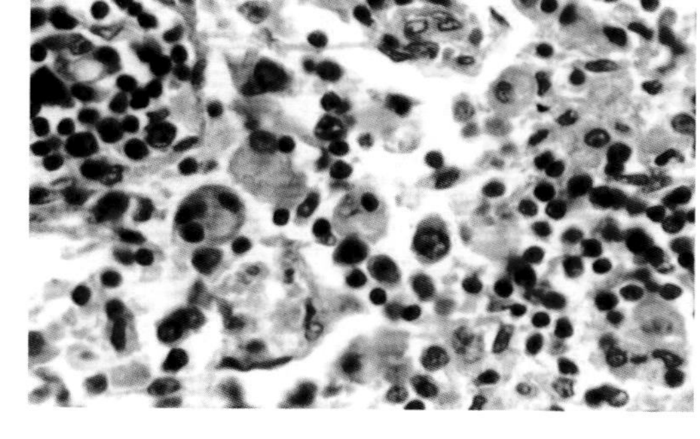

伤寒细胞

图 9-13 肠伤寒

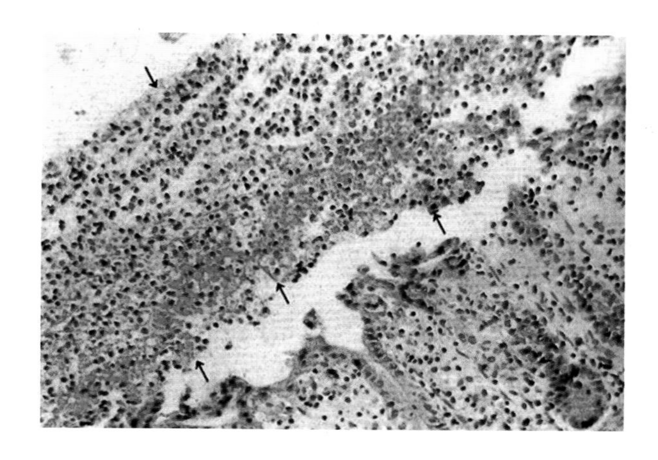

图 9-14 细菌性痢疾